COVID-19
影像与临床诊断

刘晋新 唐小平 雷春亮 主编

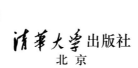

清华大学出版社
北 京

内 容 简 介

本书收集了广州市第八人民医院共295例新型冠状病毒肺炎（COVID-19）确诊病例的影像资料，从中精选了82例，共922幅图像汇集成册。内容涵盖了新型冠状病毒肺炎确诊病例发病前期、早期、进展期及吸收期的影像表现，特别展示了部分首次核酸检测阴性、首次CT检查阴性及家庭聚集性确诊病例的胸部影像资料，供广大医疗工作者参考，希望能对同道有一定的帮助。

图书在版编目（CIP）数据

COVID-19影像与临床诊断 / 刘晋新，唐小平，雷春亮主编. —北京：清华大学出版社，2020.3
ISBN 978-7-302-55039-6

Ⅰ. ① C… Ⅱ. ① 刘… ② 唐… ③ 雷… Ⅲ. ① 日冕形病毒 – 病毒病 – 肺炎 – 影像诊断
Ⅳ. ① R563.104

中国版本图书馆 CIP 数据核字（2020）第 065897 号

责任编辑：李　君
封面设计：何凤霞
责任校对：王淑云
责任印制：杨　艳

出版发行：清华大学出版社
　　　　网　　　址：http://www.tup.com.cn, http://www.wqbook.com
　　　　地　　　址：北京清华大学学研大厦A座　　邮　　编：100084
　　　　社 总 机：010-62770175　　　　　　　　邮　　购：010-62786544
　　　　投稿与读者服务：010-62776969，c-service@tup.tsinghua.edu.cn
　　　　质量反馈：010-62772015，zhiliang@tup.tsinghua.edu.cn
印 装 者：小森印刷（北京）有限公司
经　　销：全国新华书店
开　　本：210mm×285mm　　印　张：13.25　　字　数：390千字
版　　次：2020年5月第1版　　　　　　　　印　次：2020年5月第1次印刷
定　　价：138.00元

产品编号：087940-01

编委名单

主　审　钟南山

副主审　罗良平　曾庆思

主　编　刘晋新　唐小平　雷春亮

副主编　蔡卫平　张烈光　邓西龙　陈凤娟

编　委　（按姓氏拼音排序）

蔡水江	蔡卫平	陈碧华	陈凤娟
邓西龙	丁　岩	丁彦青	甘清鑫
官宛华	胡天丽	黄德扬	江　芮
江松峰	雷春亮	廖美炎	李粤平
梁　莉	林　琳	凌洲焜	刘　莹
刘晋新	莫晓能	瞿　静	施海燕
田素芳	唐小平	杨彦鸿	余成成
张烈光	张志平		

序 言　　　　　　　　　　　　　　　　　　PREFACE

当我第一次审阅这本由广州市第八人民医院刘晋新、唐小平、雷春亮主编的《COVID-19 影像与临床诊断》时，使我想起了 2003 年我主审并作序的《SARS 胸部影像诊断图谱》一书，17 年后再次见到由广州市第八人民医院当年的三位"抗非"功臣的新作时，使我深感欣慰；这本专著凝聚了广大医务人员特别是影像医务工作者的辛勤劳动，是对他们来之不易的珍贵的、完整的新型冠状病毒肺炎影像资料的总结，是他们对于科学发展做出的忘我奉献的见证，我对他们这种实事求是的科学态度深表敬意。

该书具有以下特点：

其一，广泛收集了新型冠状病毒肺炎患者发病不同阶段（包括早期、进展期、高峰期及吸收期）的胸部 CT 及 X 线资料，向读者全方位展示了新型冠状病毒肺炎不同阶段的影像特征，让读者更好地了解该病的演变过程，从而指导临床诊断及治疗。

其二，结合患者病毒核酸检测结果及家庭聚集史，展示了部分核酸检测阳性、核酸检测阴性患者及家庭聚集性患者的胸部 CT 表现，有力证实了胸部 CT 在新型冠状病毒肺炎诊断中的重要性，同时也揭示了家庭内不同成员相同或不同的疾病转归。

其三，通过对首次 CT 检查阴性患者的全程追踪随访，揭示了多次复查 CT 的必要性及对疑似和确诊患者早期隔离、诊断及治疗的重要性。此外，通过对确诊患者的胸部 CT 追踪随访表明，90% 以上患者的肺内病灶可完全吸收（或仅存少量纤维灶），证明新型冠状病毒肺炎不仅可防、可控，而且可治愈。

相信这本专著能在新型冠状病毒肺炎的临床诊断、病情研判及预后评估方面为广大医疗工作者及科研人员提供重要的参考。

在此，我对为这本书付出辛勤劳动的医务工作者们表示衷心感谢！

中国工程院院士
国家呼吸系统疾病临床医学研究中心主任
2020 年 3 月 15 日

前　言　FOREWORD

　　人生如梦，多次在梦中出现的场景，17年后又一次出现在我们面前，对于我们这些经历过2003年SARS（急性呼吸系统综合征）的老"市八人"来说，听到疫情来临的消息，我们会显得更加焦虑、更加担忧，更清楚一旦失守的严重后果，我们能做的就是向阳而生、逆风而行，做好人员、物质、药品、收治病床的准备，打一场有准备的抗击新冠肺炎（新型冠状病毒肺炎，COVID-19）的阻击战，以我们单薄的身躯，顶起广州的这片蓝天，保护大家免受新冠病毒的肆虐。广州市第八人民医院于2020年1月6日召开了"不明原因肺炎院内收治筹备会"，会后立即进入备战状态，2020年1月20号，医院发布紧急通知：全体员工取消休假在广州原地待命；1月20日开始收治确诊及疑似患者，1月22日开始进行CT检查（8例CT检查，7例有典型的影像表现），截至3月2日累计收治确诊及疑似患者402例，确诊295例（其中重症46例、危重症15例、死亡1例）、治愈出院232例；无医务人员感染。

　　大疫当前，没有谁能独善其身。当看到网上"新冠肺炎还在肆虐，不知还有多少人面临生离死别，还有多少家庭从此没有明天"的文章时，我感同身受，我的师母王顺芳教授（武汉大学人民医院）因感染新冠肺炎于2月26日离世，老人从确诊到离世仅仅只有5天时间，愿天堂没有新冠、没有病痛。

　　对于新冠肺炎的认识正像钟南山院士所说的那样"仅仅是个初步认识"，还有许多未知需要我们去探寻、去研究。在这里，我还想提到两位值得我们学习和尊敬的前辈，一位是陈金城教授（暨南大学），另一位是张雪林教授（南方医科大学），2003年SARS疫情发生后，为了了解SARS患者的影像学特点，不顾自身安危专程到市八医院查阅了全部确诊患者的胸片，并对我们的工作给予了指导。二位教授治学严谨、求真务实的作风值得我们学习及传承。

　　本书的编著秉承我们一贯的原则：写自己的东西，用自己的图，不求大而全，只求少而精，写出自己的心得和体会，用完整的影像资料诠释疾病的演变过程。

　　笔者收集了广州市第八人民医院共295例新型冠状病毒肺炎确诊病例的影像资料，从中精选了82例，共922幅图像汇集成册。内容涵盖了新型冠状病毒肺炎确诊病例发病前期、早期、进展期及吸收期的影像表现，特别展示了部分首次核酸检测阴性、首次CT检查阴性及家庭聚集性确诊病例的胸部影像资料，供广大医疗工作者参考，希望能对同道有一定的帮助。

　　非常感谢钟南山院士百忙之中为本书作序并亲自审阅书稿，给予详尽的指导，殷殷师辈，德艺双馨，高山仰止，吾辈铭心。

刘晋新

2020年3月10日

目　录

CONTENTS

总　　论

2019年12月31日武汉市首次报道出现27例不明原因病毒性肺炎；2020年1月7日，病毒实验室分离病毒样本，经病毒分型检测出一种新型冠状病毒，其后WHO将其命名SARS-CoV-2。该病毒传染性极强，传播迅速，主要通过呼吸道飞沫及密切接触传播，部分患者病情进展迅速，可发展成急性呼吸窘迫综合征。2020年中华人民共和国国家卫生健康委员会（国家卫生健康委员会）第1号文件将新型冠状病毒肺炎纳入《中华人民共和国传染病防治法》规定的乙类传染病，并采取甲类传染病的预防、控制措施。

截至2020年2月29日，广州市第八人民医院共收治295例确诊病例，其中重症41例（13.9%），危重症15例（5.1%），死亡病例1例（0.3%）。

一、国家卫生健康委员会办公厅发布的"新型冠状病毒肺炎诊疗方案（试行第七版）"（详见附录）

（一）确诊病例诊断标准
（1）有流行病区旅行史或居住史、感染人群接触史；
（2）发热和/或呼吸道症状；
（3）具有新型冠状病毒肺炎的影像学表现；
（4）早期外周白细胞计数正常或稍降低，淋巴细胞计数正常或减少。

确诊病例：符合（1）及（2）～（4）中任两条，且核酸检测阳性；符合（2）～（4）中任三条，且核酸检测阳性。

（二）解除隔离及出院标准
体温恢复正常3天以上；呼吸道症状明显好转；肺部影像学显示病变明显改善；痰、鼻咽拭子等呼吸道标本核酸检测连续两次阴性（采样时间至少间隔24小时）。

二、新型冠状病毒病原学特征

冠状病毒，是自然界广泛存在的一大类病毒，是一类具有囊膜、基因组为线性单股正链的RNA病毒，可分为α、β、γ、δ四个属。在新型冠状病毒肺炎疫情之前，共发现6种可感染人类的冠状病毒，人在感染上述病毒后，会表现为从普通感冒到重症肺部感染等不同临床症状，例如我们熟悉的中东呼吸综合征（MERS）和严重急性呼吸综合征（SARS），而只要是严重的呼吸道感染类疾病，都可以叫

SARI，SARI 的全称是 "severe acute respiratory infection"，中文译为 "严重急性呼吸道感染"。

新型冠状病毒，分类学为 SARS-CoV-2，属于冠状病毒 β 属，之所以被称为 "新型" 冠状病毒，是因为此次武汉发现的新型冠状病毒 SARS-CoV-2 是一种以前尚未在人类中发现的，属于和 SARS、MERS 不一样的新分支。

在冠状病毒中有一个关键的 S 蛋白，其能被分成两个功能单位：S1 和 S2。S1 能够促进病毒结合到宿主细胞受体的能力，其含有一个重要的 C 端 RBD 结构域，正是这个位置负责和受体结合。新型冠状病毒和 SARS 的 S 蛋白同源性较低，但是这两种病毒 RBD 结构域有一些基因区域有高度的同源性。另外，研究发现，ACE2 蛋白是 SARS 病毒结合的关键性受体。经过分析，尽管新型冠状病毒 S 蛋白中与 ACE2 蛋白结合的部分氨基酸发生了变化，但其维持了 SARS 病毒 S 蛋白与 ACE2 蛋白作用的原结构构象。因此，新型冠状病毒仍是通过与 SARS 相同的受体和机制进行病毒感染和传播。

三、新型冠状病毒的流行病学特征

（一）易感人群

截至 2020 年 2 月 29 日，我国新型冠状病毒患者达八万余人，以湖北省为主。广州市第八人民医院收治新型冠状病毒患者 295 人，年龄分布以中老年（34～62 岁）为主，约占 52.5%，中位年龄为 48 岁；目前，我院 81.7% 以上新型冠状病毒肺炎患者都有流行病区接触史。人群普遍易感。

（二）新型冠状病毒的传染性、潜伏期及传播途径

新型冠状病毒肺炎患者为主要传染源，无症状感染者也可能成为传染源。发病呈家庭、社区及医务人员聚集性。潜伏期多为 3～7 天，一般不超过 14 天。该疾病有高度传染性，且传播迅速，经呼吸道飞沫及密切接触传播是主要的传播途径。

四、临床表现

一般症状：以发热（67.8%）、干咳（26.8%）、乏力（14.2%）为主要表现；少数患者可伴有肌肉酸痛（14.0%）、头痛（8.1%）、腹泻（4.0%）等症状。

重症病例多在发病一周后出现，主要表现为急性呼吸窘迫综合征、脓毒血症休克、难以纠正的代谢性酸中毒及凝血功能障碍。重症、危重症患者病程中可为中低热，甚至无明显发热。

部分患者仅表现为低热、轻微乏力等，无明显病毒性肺炎的表现。从目前收治的病例情况看，大多数患者预后良好，少数患者病情危重。儿童病例症状相对较轻，危重症病例及死亡病例常见于老年人和有慢性基础疾病患者。

五、胸部影像表现

（一）X 线表现

早期部分患者胸部 X 线征呈阴性，部分患者胸片见双肺野外带散在斑片状稍高密度影，少数患者

呈弥漫分布磨玻璃样密度影。部分患者病程进展较为迅速，主要于双肺下野可见实变影。少数患者双肺呈类"白肺"或"白肺"。胸腔积液少见。

（二）CT 表现

以目前有限的尸检和穿刺组织病理为基础，结合已知、常见的病毒性肺炎的病理变化，进行整理归纳如下。

早期：主要 CT 表现为磨玻璃样密度影伴或不伴小叶间隔增厚，病灶内血管增粗。考虑病理改变以急性炎症为主，病毒主要侵犯细支气管黏膜上皮及 Ⅱ 型肺泡上皮细胞（病灶主要分布于胸膜下的原因），引起上皮脱落及肺泡间隔血管的炎性损伤，造成肺泡腔内浆液性、纤维素性渗出以及淋巴细胞等的浸润。

进展期：主要 CT 表现为磨玻璃样密度影内合并实变影，间质间隔增厚明显（包括小叶间隔增厚、小叶内间隔增厚及胸膜下线），部分可见"铺路石征"。考虑其病理变化为病灶血管损伤严重，引起肺泡内弥漫性肺泡内出血，肺泡腔内纤维素性渗出及间质炎性细胞浸润进一步加重，脱落的上皮细胞及纤维素性渗出混合形成"黏液栓"，导致细支气管及终末细支气管阻塞、肺泡萎陷。

重症期：双肺以实变影为主，部分患者呈弥漫性改变，见类"白肺"或"白肺"表现。考虑病理改变主要为 Ⅱ 型肺泡上皮细胞逐渐增殖修复，部分患者肺泡内充满渗出物，形成"透明膜"，且继而渗出的纤维蛋白原形成纤维素，因难以被机体清除或排除而发生机化，导致肺泡壁弥漫性增厚和纤维化。

吸收期：经过治疗，大部分患者病情可得到控制，炎症逐渐消散，但肺内病灶吸收有所差异，部分患者在早期或进展期得到有效治疗，肺内病灶吸收相对完全；部分患者在慢性炎症期开始好转，因肺内病灶部分已发生机化，仍可见条索状纤维灶。

病灶分布范围：病灶以双肺多发为主，双肺下叶为甚，主要分布于肺外围，发展趋势一般为以肺外围沿支气管向中心扩散。病程中，肺内病灶"此消彼长"，呈多种影像表现并存的特点。

其他：胸腔积液及淋巴结肿大少见。

六、实验室检查

（一）血常规及生化检查

早期外周血白细胞总数正常（79.0%）或稍减少（16.6%），淋巴细胞计数正常（63.8%）或稍减少（32.9%），多数患者 C- 反应蛋白升高（40.7%）。重症患者 D- 二聚体升高、外周血淋巴细胞进行性减少。降钙素原大多正常（68.8%）。部分患者出现肝酶、乳酸脱氢酶、肌酶和肌红蛋白增高；部分危重症患者可见肌钙蛋白增高。

（二）血清学检查

新型冠状病毒特异性 IgM 抗体多在发病 3～5 天后开始阳性，IgG 抗体滴度恢复期较急性期增高 4 倍及以上。

（三）病原学检查

痰液、咽拭子、下呼吸道分泌物等标本行实时荧光 RT-PCR 或 / 和 NGS 方式检查 SARS-CoV-2 核酸阳性，即可确诊。

七、治疗与转归

（一）治疗
1. 一般治疗
（1）以支持治疗为主，维持内环境稳定，并密切监测生命体征、夹指血氧饱和度等。
（2）根据病情监测血常规、尿常规、C- 反应蛋白（CRP）、生化指标（肝酶、心肌酶、肾功能等）、凝血功能，必要时行动脉血气分析，复查胸部影像。
（3）根据血氧饱和度的变化，及时给予有效氧疗措施。
（4）抗病毒治疗：可试用 α- 干扰素雾化吸入、洛匹那韦 / 利托那韦、利巴韦林、磷酸氯喹、阿比多尔。
（5）抗菌药物治疗：避免盲目或不恰当使用抗菌药物，尤其是联合使用广谱抗菌药物。
2. 重型、危重型病例的治疗
（1）治疗原则：在对症治疗的基础上，积极防治并发症，预防继发感染，及时进行器官功能支持。
（2）呼吸支持；循环支持；免疫治疗等。
（3）其他治疗措施可根据患者呼吸困难程度、胸部影像学进展情况，酌情短期内（3～5 天）使用糖皮质激素；维持肠道微生态平衡，预防继发细菌感染；有条件情况下可考虑恢复期血浆治疗。
3. 中医治疗
（二）预后及转归
广州市第八人民医院收治的 295 例新型冠状病毒肺炎患者，经过综合治疗后，绝大部分患者好转或临床治愈出院；1 例死亡；死亡率为 0.3%。
（三）死亡病例分析
广州市第八人民医院新型冠状病毒肺炎患者 1 例 82 岁男性，既往长期慢性阻塞性肺疾病（COPD）病史，新型冠状病毒感染后，病情进展迅速，引起全身多器官功能障碍，病程后期合并严重细菌、真菌感染，导致进一步重度急性呼吸窘迫综合征、多器官衰竭及弥散性血管内凝血，病情恶化，经过全力抢救不治死亡。
本书第 10 章对临床死亡病例的影像、尸检病理进行了初步综合研判。

第 1 章　COVID-19CT 征象分析

一、磨玻璃样密度影（结节影、斑片影）

新型冠状病毒肺炎（COVID-19）早期可表现磨玻璃样密度影，边界不清，以胸膜下或支气管血管束周围分布为主；病理提示为肺泡腔内和肺泡间隔的炎性渗出。影像表现主要分为结节状（图 1-1A～B）、斑片状或片状磨玻璃样密度影（图 1-1C～F），病灶可相对局限或弥漫，随着病情进一步发展，局部可合并实变影（图 1-1G～H）。

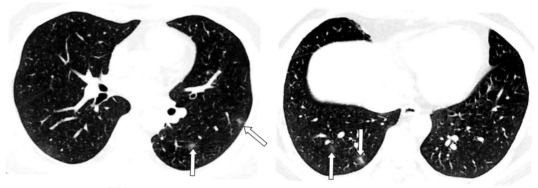

图 1-1A　　　　　　　　　　　图 1-1B

图 1-1A 男，33 岁，左肺下叶见两个结节状磨玻璃样密度影，边缘不清。

图 1-1B 男，26 岁，右肺下叶见两个结节状磨玻璃样密度影，边缘不清。

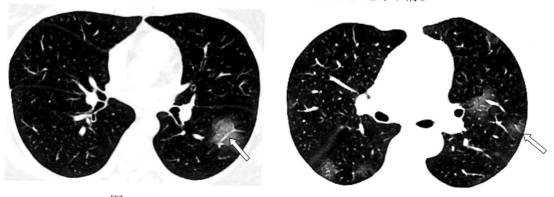

图 1-1C　　　　　　　　　　　图 1-1D

图 1-1C 女，32 岁，左肺下叶斑片状磨玻璃样密度影，内见增粗血管影（空箭）。

图 1-1D 女，55 岁，双肺多发斑片状磨玻璃样密度影，局部见增粗血管影（空箭）。

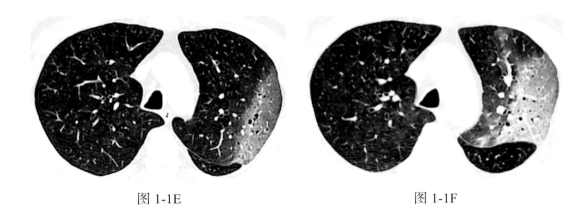

图 1-1E　　　　　　　　　　　　　　　图 1-1F

图 1-1E 男，63 岁，左肺固有上叶胸膜下见片状磨玻璃样密度影，边缘模糊，其内小支气管轻度扩张；

图 1-1F（与图 1-1E 为同一患者）3 天后复查，病变范围较前明显增大、密度增高，呈大片状磨玻璃样密度影，小部分实变。

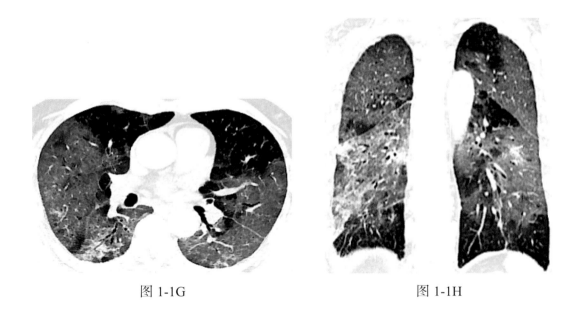

图 1-1G　　　　　　　　　　　　　　　图 1-1H

图 1-1G～H 男，65 岁，双肺见弥漫片状磨玻璃样密度影，部分实变，边缘不清。

二、晕征

结节周围环绕磨玻璃密度，这一征象通常提示肺泡间隔炎症性渗出、水肿，病变处于活动期（图 1-2A～B）。

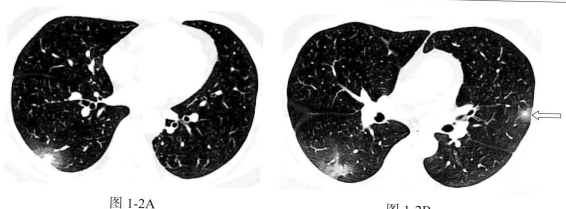

图 1-2A

图 1-2B

图 1-2A 男，33 岁，右肺下叶后基底段结节伴周围磨玻璃样密度影即"晕征"。

图 1-2B 男，43 岁，双肺多发磨玻璃样密度影，左肺上叶舌段结节周围磨玻璃样密度影围绕，呈"晕征"（空箭）。

三、反晕征

又称为"环礁征"，表现为病灶中心呈磨玻璃样密度影，边缘呈环形或新月形密度增高影，病灶范围相对局限，经有效治疗后，"反晕征"可逐渐消失（图 1-3A～D）。

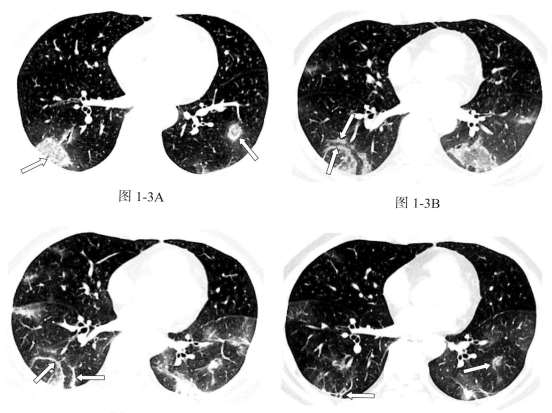

图 1-3A

图 1-3B

图 1-3C

图 1-3D

图 1-3A～D 男，53 岁，图 1-3A 双肺下叶可见"反晕征"（空箭），病灶中心呈磨玻璃样密度影，边缘呈环形实变影；图 1-3B～D 于治疗 5、11、16 天后多次复查，右肺下叶"反晕征"内部透亮度较前增高，边缘环形密度增高影较前变窄，伴"双环影"形成（空箭），经有效治疗后，病灶逐渐缩小、部分消失；左肺下叶"反晕征"内部较前实变，经有效治疗后，病灶明显缩小（空箭）。

四、实变影

肺泡腔内被炎症渗出物、水肿液、出血等病理组织取代产生的片状高密度阴影，可为斑片状、大片状改变，沿肺段、肺叶或弥漫分布，其内可见"空气支气管征"。**空气支气管征**：又称为支气管气相，肺实变时肺组织内含气支气管呈树枝状低密度影（图 1-4A～B）。

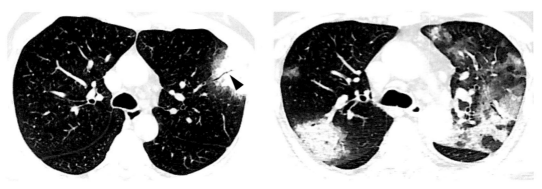

图 1-4A   图 1-4B

图 1-4A 男，39 岁，左肺上叶片状实变影，其内见"空气支气管征"（黑箭）。
图 1-4B 男，43 岁，双肺多发斑片状磨玻璃样密度影及实变影。

五、小叶中心结构增厚

小叶中心结构包括细支气管、动脉、淋巴管及其周围细纤维网，小叶中心结构增厚主要是指支气管血管束周围中轴间质的增厚。在病程早期，新型冠状病毒可累及小叶中心结构，引起小叶中心结构炎性增厚、水肿（图 1-5A～P）。

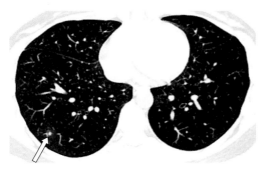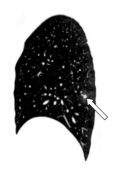

图 1-5A   图 1-5B

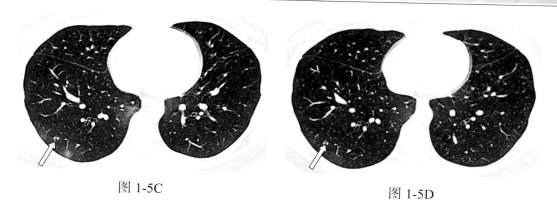

图 1-5C　　　　　　　　　　　　　图 1-5D

图 1-5A～B 女，27 岁，右肺下叶外基底段小叶中心结构增厚、模糊；

图 1-5C～D（与图 1-5A～B 为同一患者）治疗 6、10 天后复查，病灶逐渐缩小、边界变清。

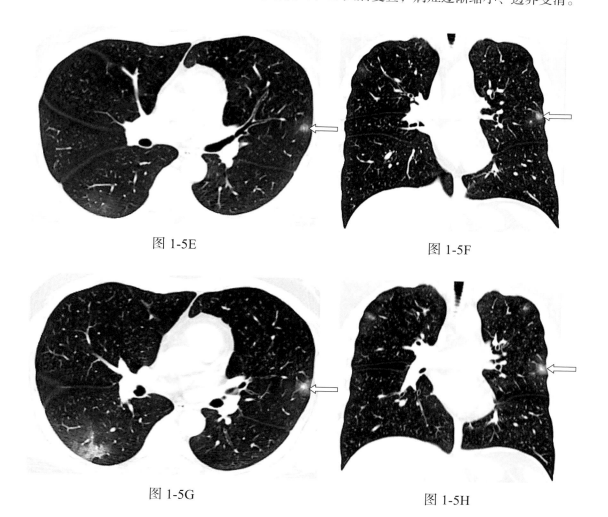

图 1-5E　　　　　　　　　　　　　图 1-5F

图 1-5G　　　　　　　　　　　　　图 1-5H

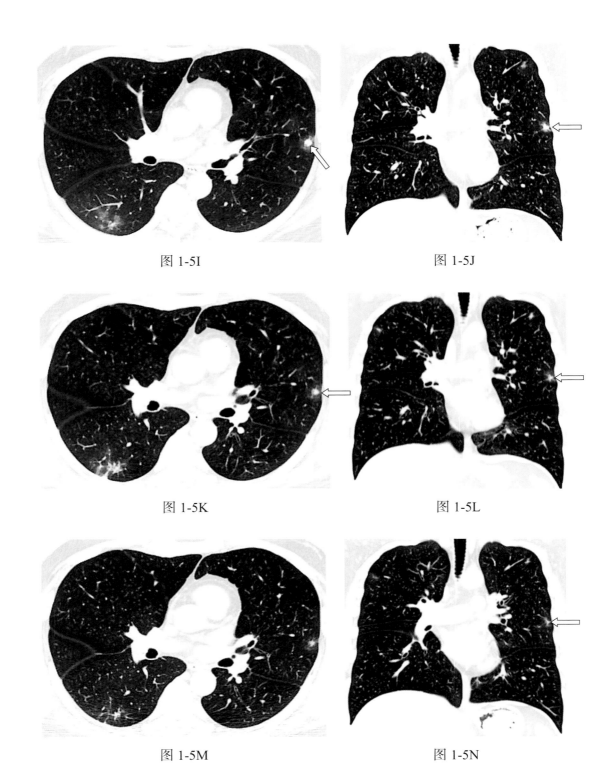

图 1-5I

图 1-5J

图 1-5K

图 1-5L

图 1-5M

图 1-5N

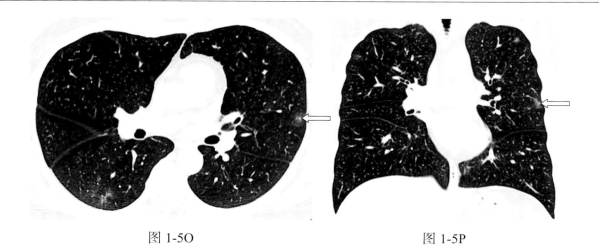

图 1-5O　　　　　　　　　　　　图 1-5P

图 1-5E～P 男，43 岁；

图 1-5E～F，双肺多发斑片状磨玻璃样密度影，其中左肺上叶舌段病灶小叶中心结构增厚，呈小结节状密度增高影；

图 1-5G～J 于治疗 3、6 天后复查，该病灶较前增大、密度增高，累及整个次级肺小叶；

图 1-5K～P 于治疗 9、13、17 天后多次复查，该病灶逐渐缩小、边缘变清；

图 1-5P 冠状位示病灶逐渐吸收呈条索状改变。

六、小叶间隔增厚

增厚的肺小叶间隔可以勾勒出肺小叶的边缘，位于肺外周时，常延伸至胸膜表面，与胸膜面垂直（图 1-6A～B）。其出现常提示间质内渗出、细胞浸润或纤维化。

铺路石征：指小叶间隔及小叶内间隔增厚呈细网格状，并叠加在磨玻璃样密度影背景上，形成类似"铺路石"样改变（图 1-6C～D）。

类蜂窝影：指磨玻璃样密度影背景下伴小叶间隔增厚，小叶中心出现囊状透亮影，呈类"蜂窝"状改变。形成基础：在"铺路石征"基础上，出现小叶中心肺气肿的改变；或有小叶中心肺气肿的基础上，出现"铺路石征"。（图 1-6E～F）。

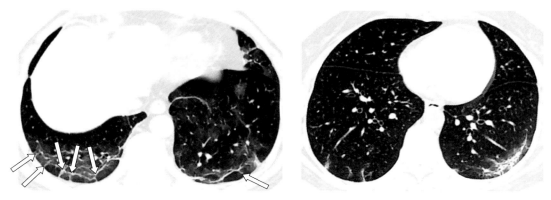

图 1-6A　　　　　　　　　　　　图 1-6B

图 1-6A 男，54 岁，双肺下叶多发斑片状磨玻璃样密度影及条索影，可见小叶间隔增厚，以右肺下叶明显，垂直于胸膜（空箭）。

图 1-6B 女，55 岁，左肺下叶背侧胸膜下弧带状密度增高影，右肺下叶胸膜下小叶间隔增厚，垂直于胸膜。

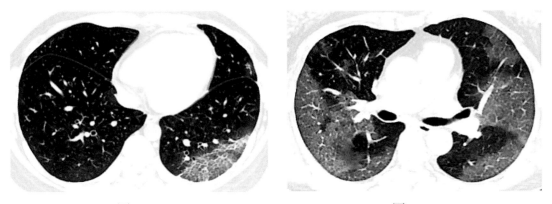

图 1-6C   图 1-6D

图 1-6C 女，32 岁，左肺下叶磨玻璃样密度影，呈网格状"铺路石"样改变。

图 1-6D 女，55 岁，双肺广泛磨玻璃样密度影，以肺外带分布为主，局部呈网格状"铺路石"样改变。

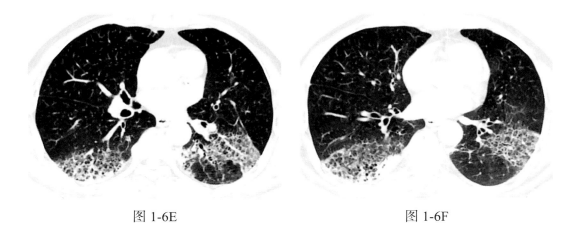

图 1-6E   图 1-6F

图 1-6E～F 男，62 岁，双肺下叶多发斑片状磨玻璃样密度影，内见网格状密度增高影，其间夹杂小囊状透亮区，呈类"蜂窝"状改变。

七、胸膜下线

胸膜下线指距离胸膜面 1cm 以内，与胸膜平行的曲线状致密影，最常见于下叶背部，其出现提示肺泡萎陷或纤维化。经有效治疗，早期的胸膜下线可以逐渐消失。（图 1-7A～D）

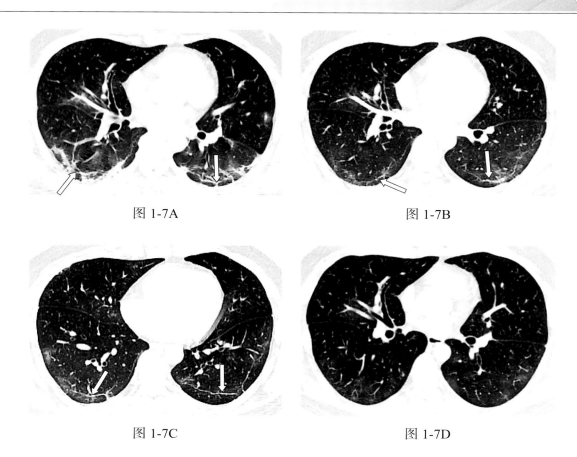

图 1-7A　　　　　　　　　　　　　图 1-7B

图 1-7C　　　　　　　　　　　　　图 1-7D

图 1-7A～D 男，37 岁，图 1-7A 双肺下叶可见胸膜下线（空箭）。

图 1-7B～D 治疗 4、7 天后病变逐渐消失。

八、胸腔积液

新型冠状病毒肺炎患者胸腔积液少见，少数患者可出现少量胸腔积液及胸膜增厚。（图 1-8A～B）

图 1-8A～B，女，71 岁，双肺多发磨玻璃样密度影及网格影，双侧胸腔少量积液。

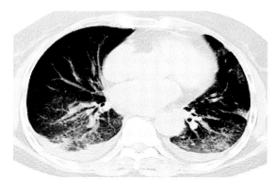

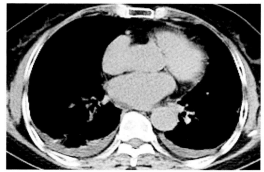

图 1-8A　　　　　　　　　　　　　图 1-8B

第2章 COVID-19 首次阳性胸部CT 表现

新型冠状病毒肺炎（COVID-19）患者首次阳性胸部CT病灶表现多样，主要表现：

（1）渗出性改变，肺内病灶以多发磨玻璃样密度影为主，边界不清，其内常出现血管增粗。磨玻璃样密度影即病变肺组织透亮度降低，呈"磨砂玻璃样"改变，其内血管纹理可见，病理基础是炎症细胞和渗出液导致肺泡间隔增厚、肺泡萎陷及局部毛细血管血容量增加，肺泡腔被部分填充。此时患者症状多较轻，处于病程早期。当肺内病灶密度增高时，表明病程发展处于进展期，肺泡内渗出较前增多，部分融合。

（2）病灶邻近胸膜增厚常见，考虑与病灶主要分布于胸膜下有关，其炎性渗出累及胸膜导致局部的胸膜反应。

（3）肺间质性改变，表现为间质间隔增厚，主要为小叶内间隔及胸膜下间质增厚为主，肺内表现为多发条索样及条片状稍高密度影，少数病人可见"铺路石征"及"反晕征"。

（4）肺内实变影及"空气支气管征"较少见，当出现实变影时，可提示病情进展。

（5）胸腔积液较少见，未见淋巴结肿大。

新型冠状病毒肺炎患者肺内病灶在各个肺叶均可发生，但主要分布于胸膜下和／或双肺外周、肺下叶，这可能与病毒性肺炎早期易累及终末细支气管和呼吸细支气管、进而累及整个肺小叶以及弥漫性肺泡损伤等病理机制有关。

病例 2-1（图 2-1A～F）

患者，女，32 岁。因"咽痒 1 天"入院。有确诊患者密切接触史。入院时血常规：白细胞总数 $5.81×10^9/L$、淋巴细胞计数 $1.37×10^9/L$、C- 反应蛋白<10mg/L。经广州 CDC 咽拭子新型冠状病毒核酸检测阳性确诊。于入院后第 1 天（发病第 2 天）行胸部 CT 检查，如图 2-1A～F 所示。

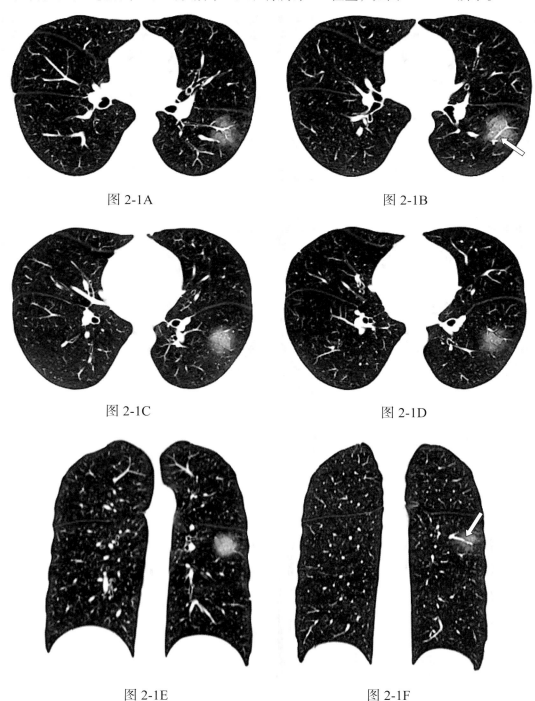

图 2-1A　　　　　　　　　　　　　图 2-1B

图 2-1C　　　　　　　　　　　　　图 2-1D

图 2-1E　　　　　　　　　　　　　图 2-1F

发病第 2 天胸部 CT 示：左肺下叶单发磨玻璃样密度影（图 2-1A～F），边界不清，灶内血管增粗（图 2-1B、F 空箭）。

病例 2-2（图 2-2A～F）

　　患者，男，66 岁，因"2 天前在外院检查发现肺部感染"入院，无不适。有疑似患者密切接触史。入院时血常规：白细胞总数 7.83×10⁹/L、淋巴细胞计数 1.99×10⁹/L、C- 反应蛋白 36.88mg/L。经广州 CDC 咽拭子新型冠状病毒核酸检测阳性确诊。于入院后第 1 天行胸部 CT 检查，如图 2-2A～F 所示。

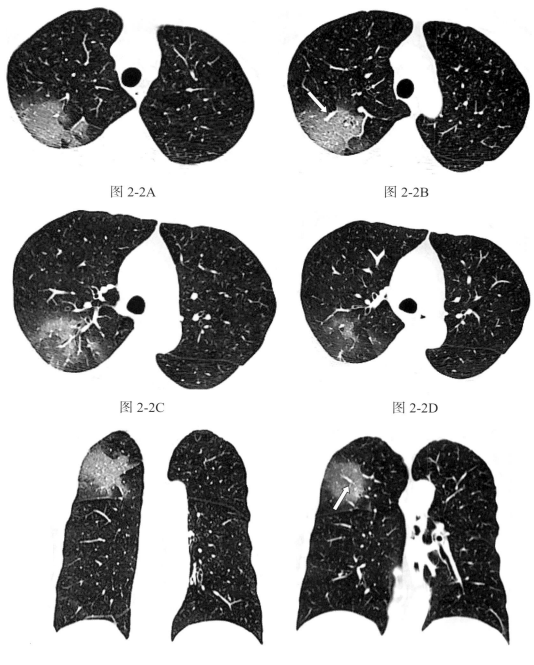

图 2-2A　　　　　　　　　　　　图 2-2B

图 2-2C　　　　　　　　　　　　图 2-2D

图 2-2E　　　　　　　　　　　　图 2-2F

　　入院后第 1 天胸部 CT 示：右肺上叶单发磨玻璃样密度影（图 2-2A～F），边界不清，灶内血管稍增粗（图 2-2B、F 空箭）。

病例 2-3（图 2-3A～F）

患者，男，72 岁，因"与新型冠状病毒疑似患者接触 5 天"入院。入院时血常规：白细胞总数 11.05×10^9/L、淋巴细胞计数 0.89×10^9/L、C- 反应蛋白 34.2mg/L。经广州 CDC 咽拭子新型冠状病毒核酸检测阳性确诊。于入院第 1 天（发病第 3 天）行胸部 CT 检查，如图 2-3A～F 所示。

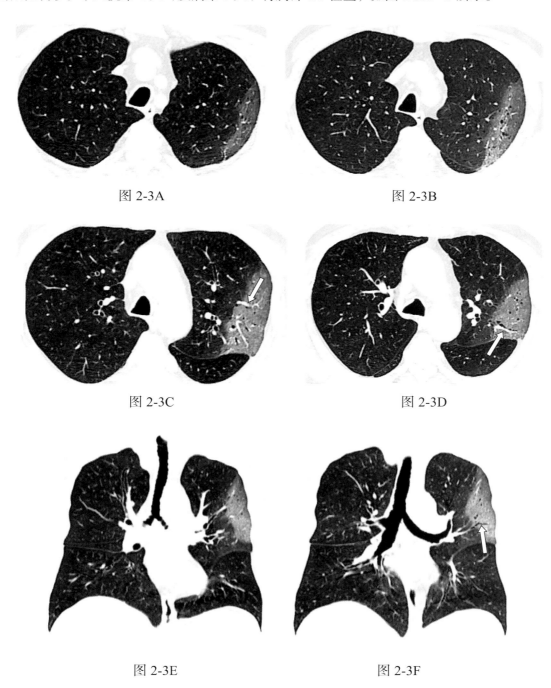

图 2-3A　　　　　　　　　　　　　图 2-3B

图 2-3C　　　　　　　　　　　　　图 2-3D

图 2-3E　　　　　　　　　　　　　图 2-3F

入院第 1 天（发病第 3 天）胸部 CT 示：左肺上叶近胸膜处可见大片磨玻璃样密度影（图 2-3A～F），左肺上叶局段容积稍缩小，灶内血管稍增粗（图 2-3C、D 空箭），局部可见支气管显影（图 2-3F 空箭）。

病例 2-4（图 2-4A～F）

患者，男，53 岁，因"发热、咳嗽 2 天"入院，有疑似患者接触史。入院时血常规：白细胞总数 $2.5×10^9/L$、淋巴细胞计数 $1.12×10^9/L$、C- 反应蛋白 16.2mg/L。经广州 CDC 咽拭子新型冠状病毒核酸检测阳性确诊。于入院第 1 天（发病第 3 天）行胸部 CT 检查，如图 2-4A～F 所示。

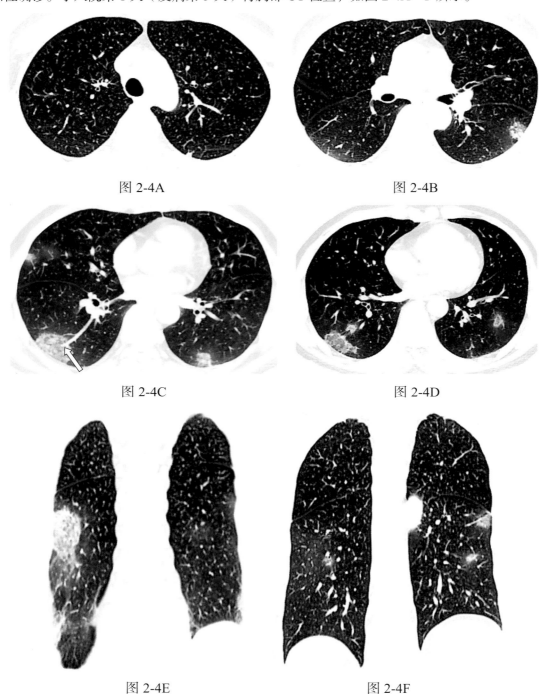

图 2-4A   图 2-4B

图 2-4C   图 2-4D

图 2-4E   图 2-4F

发病第 3 天胸部 CT 示：双肺可见多发磨玻璃样密度影（图 2-4A～F），边界不清，病灶小叶内间隔增厚，局部血管增粗（图 2-4 空箭），部分病灶邻近胸膜牵拉，可见"铺路石征"（图 2-4C～E）。

病例 2-5（图 2-5A～L）

　　患者，女，55 岁，因"发热 2 天"入院，体温 38.1℃，伴咽喉痒痛、干咳。有疫区接触史。入院时血常规：白细胞总数 $6.29×10^9$/L、淋巴细胞计数 $2.09×10^9$/L、C- 反应蛋白 20.37mg/L。经广州 CDC 咽拭子新型冠状病毒核酸检测阳性确诊。于入院后当天（发病第 2 天）行胸部 CT 检查，如图 2-5A～L 所示。

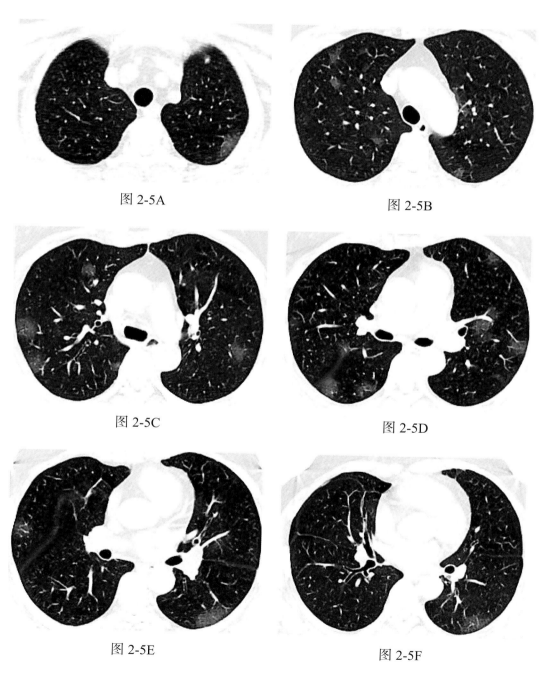

图 2-5A　　　　　　　　　　　　　　　图 2-5B

图 2-5C　　　　　　　　　　　　　　　图 2-5D

图 2-5E　　　　　　　　　　　　　　　图 2-5F

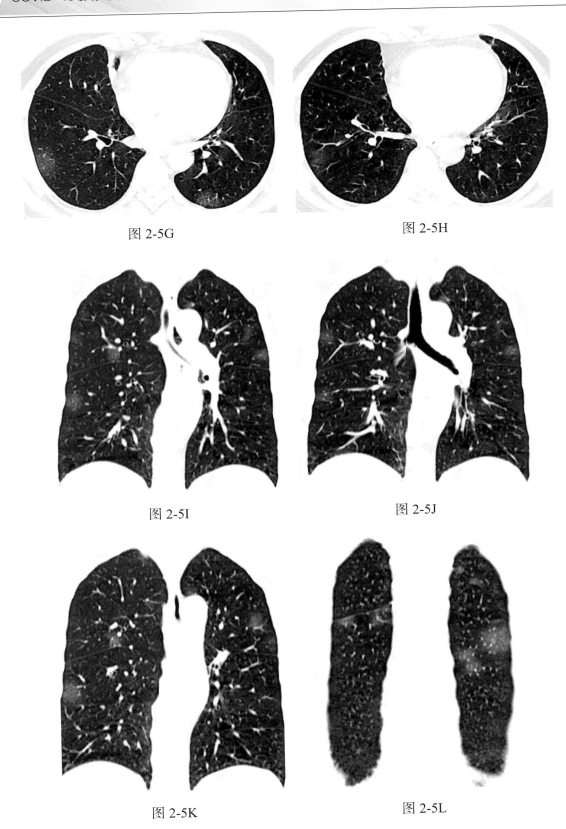

图 2-5G   图 2-5H

图 2-5I   图 2-5J

图 2-5K   图 2-5L

发病第 2 天胸部 CT 示：双肺散在磨玻璃样密度影（图 2-5A～L），边界不清，病灶主要分布于胸膜下及双肺外周。

病例 2-6（图 2-6A～L）

　　患者，男，56 岁，因"反复发热 9 天"入院，最高 38℃，伴腰背酸痛。有疫区接触史。入院时血常规：白细胞总数 $4.05×10^9$/L、淋巴细胞计数 $1.02×10^9$/L、C- 反应蛋白＜10mg/L。经广州 CDC 咽拭子新型冠状病毒核酸检测阳性确诊。于入院当天（发病第 9 天）行胸部 CT 检查，如图 2-6A～L 所示。

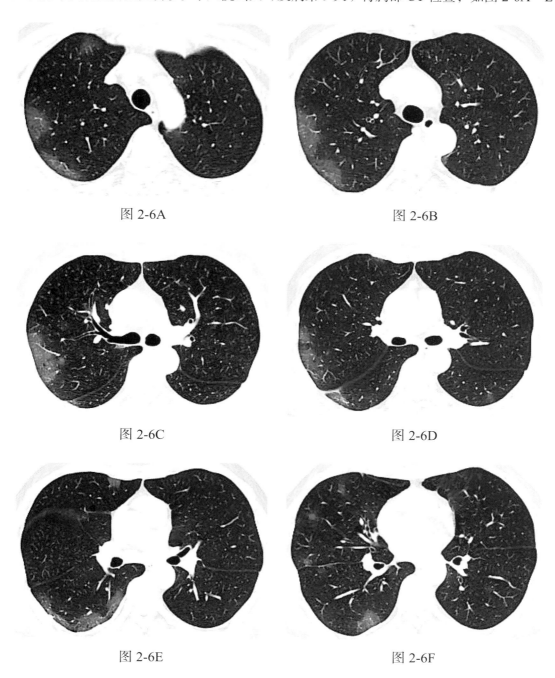

图 2-6A　　　　　　　　　　　　　　图 2-6B

图 2-6C　　　　　　　　　　　　　　图 2-6D

图 2-6E　　　　　　　　　　　　　　图 2-6F

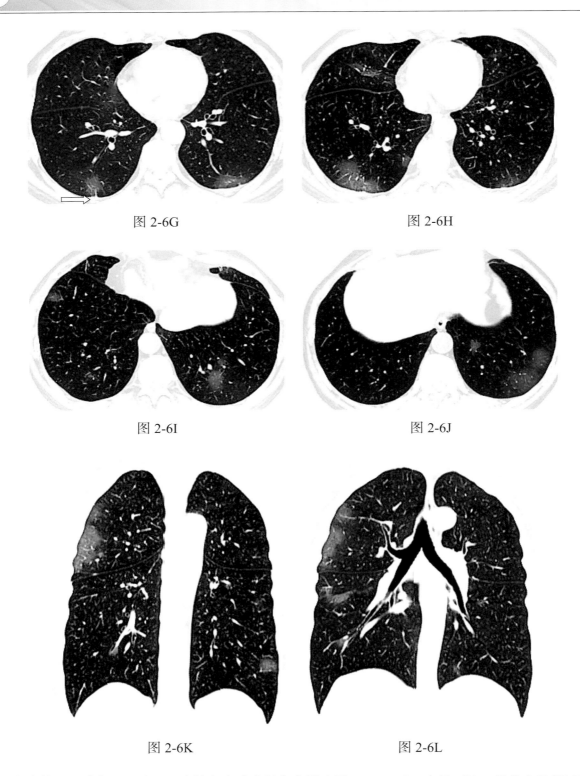

图 2-6G　　　　　　　　　　　　　　　　图 2-6H

图 2-6I　　　　　　　　　　　　　　　　图 2-6J

图 2-6K　　　　　　　　　　　　　　　　图 2-6L

　　发病第 9 天胸部 CT 示：双肺散在磨玻璃样密度影（图 2-6A～L），边界不清，部分病灶邻近胸膜牵拉，可见条索影（图 2-6G 空箭），病灶主要分布于胸膜下及肺外周。

病例 2-7（图 2-7A～L）

　　患者，男，34 岁，因"发热、四肢肌肉关节酸痛 2 天"入院，患者两天前着凉后出现低热，伴畏寒、干咳、咽喉瘙痒、四肢肌肉酸痛。有疫区接触史。入院时血常规：白细胞总数 $5.51×10^9$/L、淋巴细胞计数 $0.99×10^9$/L、C- 反应蛋白＜10mg/L。经广州 CDC 咽拭子新型冠状病毒核酸检测阳性确诊。于入院后第 2 天（发病第 4 天）行胸部 CT 检查，如图 2-7A～L 所示。

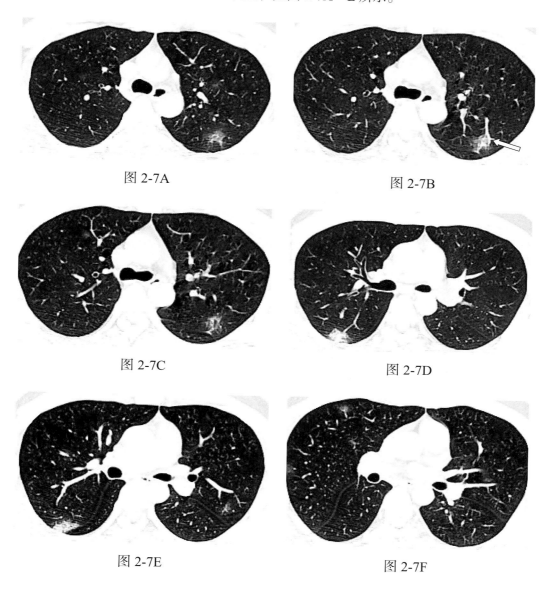

图 2-7A　　　　　　　　　　图 2-7B

图 2-7C　　　　　　　　　　图 2-7D

图 2-7E　　　　　　　　　　图 2-7F

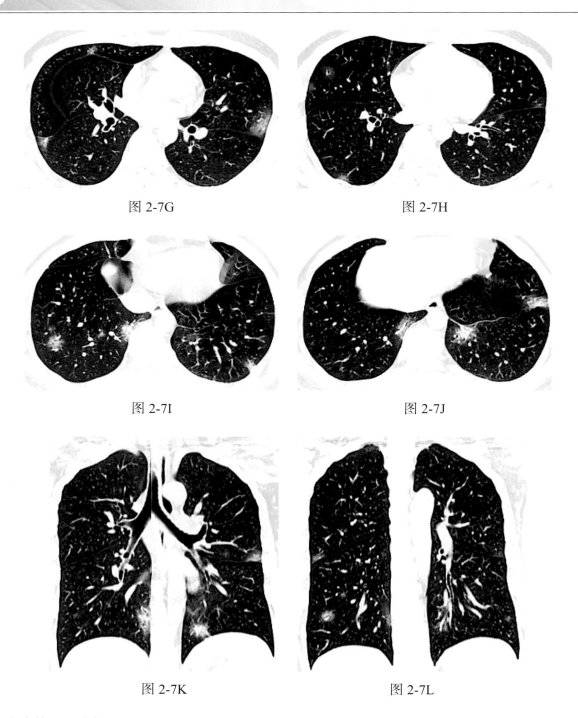

图 2-7G   图 2-7H

图 2-7I   图 2-7J

图 2-7K   图 2-7L

发病第 4 天胸部 CT 示：双肺可见多发结节状、斑片状磨玻璃样密度影（图 2-7A～L），部分实变，边界不清，以胸膜下分布为主，部分病灶内血管稍增粗（图 2-7B 空箭）。

病例 2-8（图 2-8A～L）

　　患者，男，58 岁，因"咽喉不适伴干咳 7 天、发热 1 天"入院，体温 38.4℃。有疫区接触史。入院时血常规：白细胞总数 $2.61×10^9$/L、淋巴细胞计数 $0.53×10^9$/L、C 反应蛋白 74.43mg/L。经广州 CDC 咽拭子新型冠状病毒核酸检测阳性确诊。于入院后第 1 天行胸部 CT 检查，如图 2-8A～L 所示。

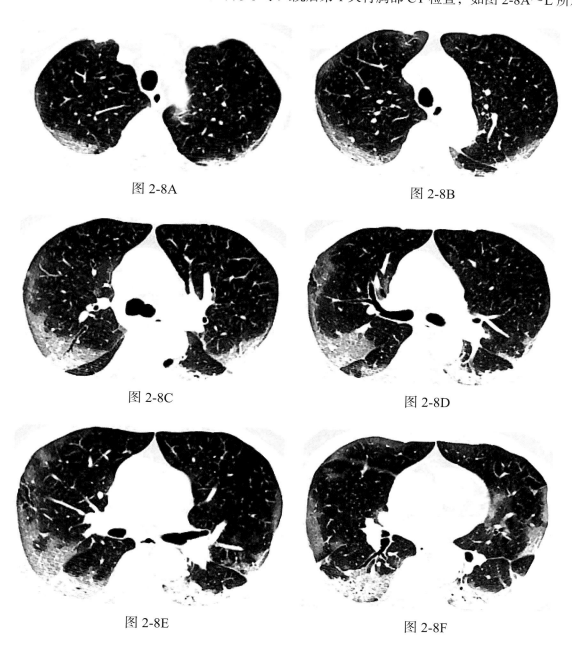

图 2-8A

图 2-8B

图 2-8C

图 2-8D

图 2-8E

图 2-8F

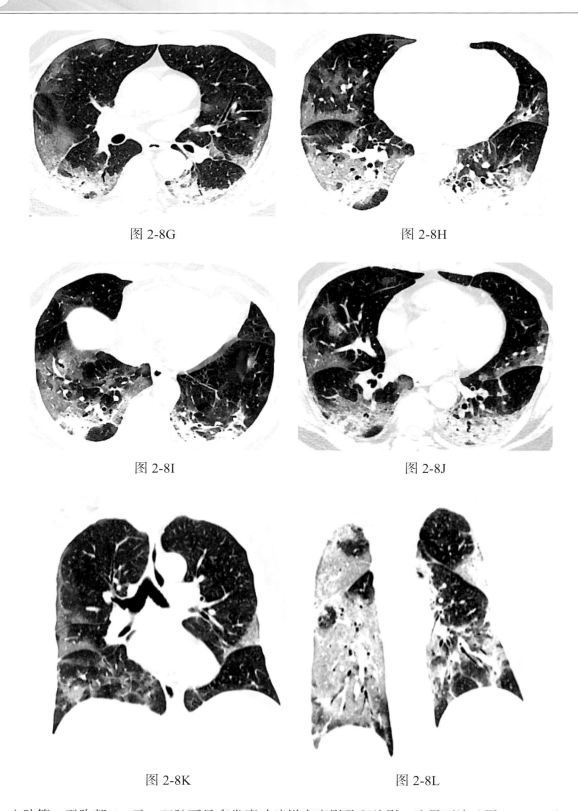

图 2-8G   图 2-8H

图 2-8I   图 2-8J

图 2-8K   图 2-8L

　　入院第 1 天胸部 CT 示：双肺可见多发磨玻璃样密度影及斑片影，边界不清（图 2-8A～L），双肺下叶为著，部分病灶实变，小叶间隔、小叶内间隔及胸膜下间质增厚，叶间胸膜稍增厚、密度增高，邻近局部肺容积稍缩小；病灶主要分布于胸膜下。

病例 2-9（图 2-9A～L）

　　患者，男，62 岁，因"咳嗽、咳痰、气促 2 周、发热 11 天"入院，最高 39.3℃，活动后气促。无疫区接触史。入院时血常规：白细胞总数 $7.16×10^9/L$、淋巴细胞计数 $1.61×10^9/L$、C 反应蛋白 43.96mg/L。经广州 CDC 咽拭子新型冠状病毒核酸检测阳性确诊。于入院后第 1 天行胸部 CT 检查，如图 2-9A～L 所示。

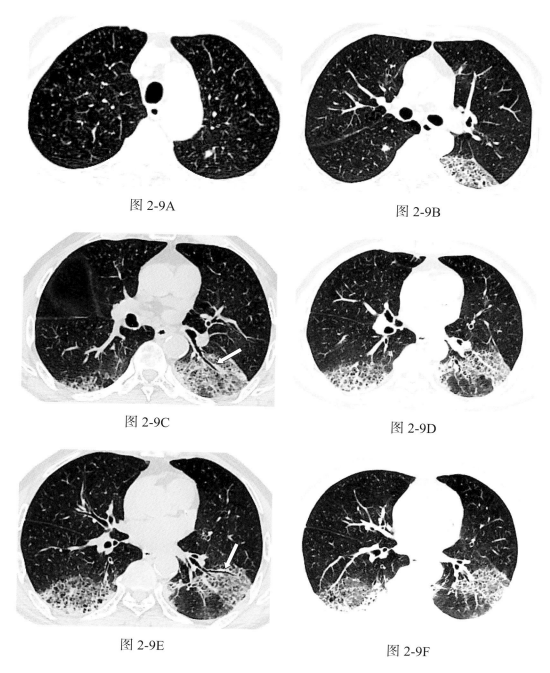

图 2-9A

图 2-9B

图 2-9C

图 2-9D

图 2-9E

图 2-9F

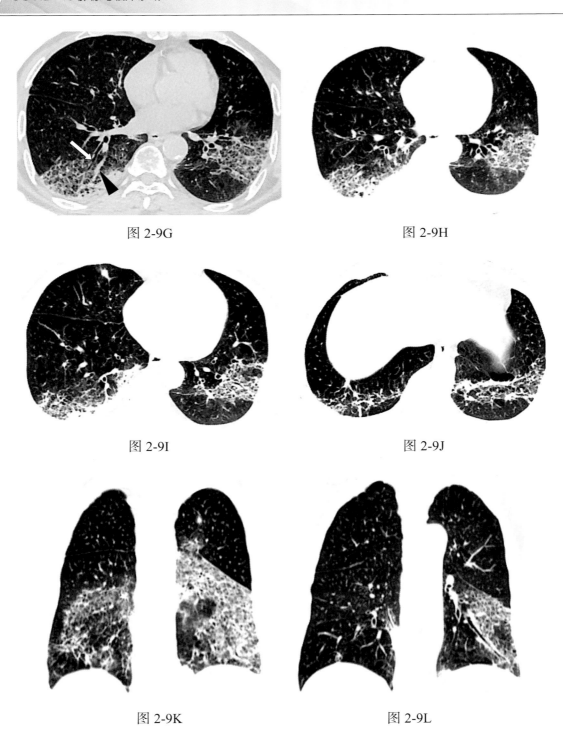

图 2-9G

图 2-9H

图 2-9I

图 2-9J

图 2-9K

图 2-9L

入院后第 1 天胸部 CT 示：双肺可见多发结节状及斑片状密度增高影，边界欠清（图 2-9A～L），病灶小叶间隔、小叶内间隔及胸膜下间质增厚，可见 "铺路石征" 及类 "蜂窝" 影，部分病灶内支气管稍扩张（图 2-9C、E、L 空箭），灶内血管增粗（图 2-9G、H 黑箭），部分病灶邻近胸膜稍增厚。

病例 2-10（图 2-10A～L）

患者，女，51 岁，因"发热 5 天"入院，最高 39.2℃，伴干咳、畏寒、咽痛、乏力、头痛、头晕、鼻涕。有疫区接触史。入院时血常规：白细胞总数 $3.06×10^9$/L、淋巴细胞计数 $1.01×10^9$/L、C- 反应蛋白 13.6mg/L。经广州 CDC 咽拭子新型冠状病毒核酸检测阳性确诊。于入院后第 2 天（发病第 7 天）行胸部 CT 检查，如图 2-10A～L 所示。

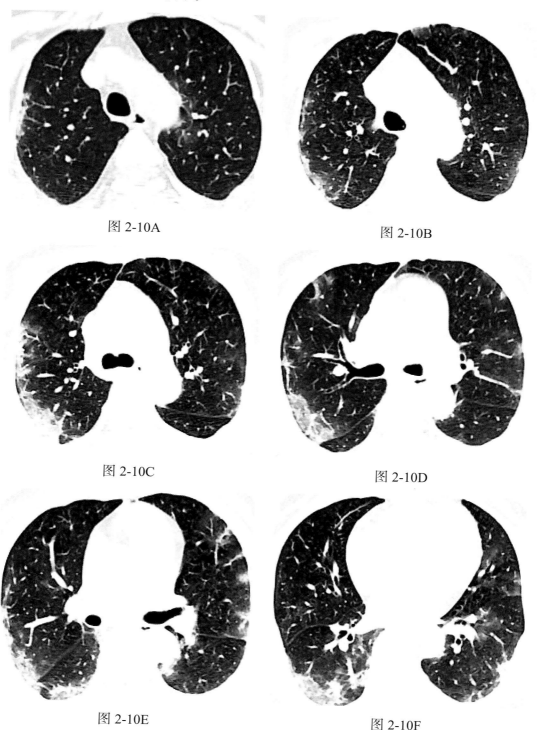

图 2-10A

图 2-10B

图 2-10C

图 2-10D

图 2-10E

图 2-10F

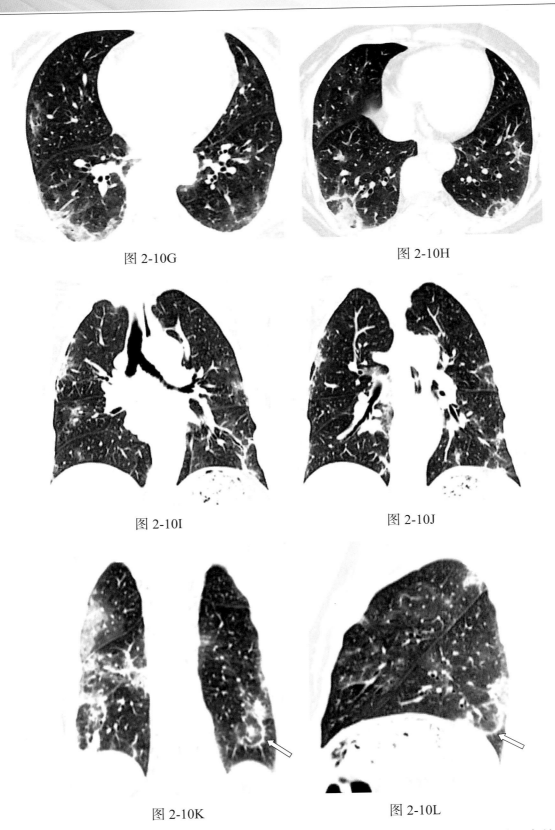

图 2-10G

图 2-10H

图 2-10I

图 2-10J

图 2-10K

图 2-10L

发病第 7 天胸部 CT 示：双肺可见多发斑片状磨玻璃样密度影（图 2-10A～L），病灶主要以双侧胸膜下分布为主；双肺小叶间隔、胸膜下间质增厚，双肺下叶为著，局部病灶内血管增粗（图 2-10F），左肺下叶可见"反晕征"（图 2-10K～L 空箭）。

病例 2-11（图 2-11A～L）

　　患者，女，81 岁，因"反复发热 10 天"入院，最高 39℃，伴畏寒、寒战、头痛头晕、全身肌肉酸痛、中度乏力。有疫区接触史。入院时血常规：白细胞总数 6.28×10⁹/L、淋巴细胞计数 0.77×10⁹/L、C- 反应蛋白 60.5mg/L。经广州 CDC 咽拭子新型冠状病毒核酸检测阳性确诊。于入院后第 1 天（发病第 11 天）行胸部 CT 检查，如图 2-11A～F 所示。

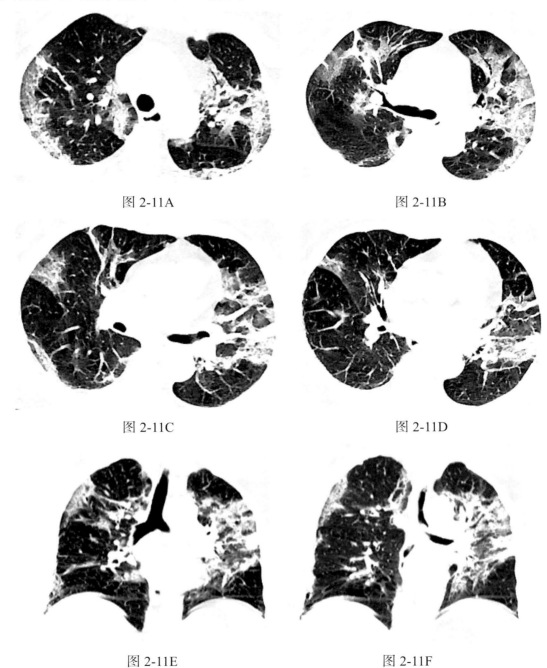

图 2-11A　　　　　　　　　　　　　　图 2-11B

图 2-11C　　　　　　　　　　　　　　图 2-11D

图 2-11E　　　　　　　　　　　　　　图 2-11F

　　发病第 11 天胸部 CT 示：双肺可见多发斑片影及磨玻璃样密度影，并可见多发条带影（图 2-11A～F），双肺小叶间隔、小叶内间隔增厚，部分实变。

病例 12（图 2-12A～L）

　　患者，男，63 岁，因"气促 10 天、发热 3 天"入院，伴有胸闷、咳嗽（以干咳为主）。患者否认疫区接触史，否认"发热"病人接触史。入院时血常规：白细胞总数 6.70×10^9/L，淋巴细胞计数 1.34×10^9/L，C- 反应蛋白 39.68mg/L，经广州 CDC 咽拭子新型冠状病毒核酸检测阳性确诊。于入院后第 2 天行胸部 CT 检查，如图 2-12A～L 所示。

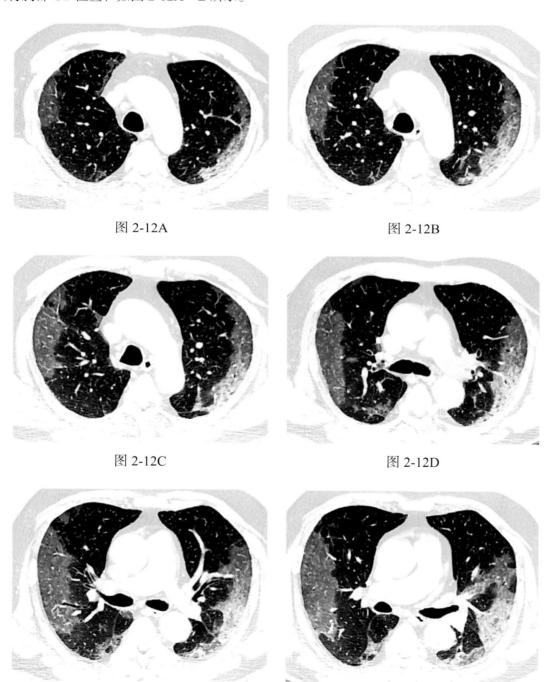

图 2-12A

图 2-12B

图 2-12C

图 2-12D

图 2-12E

图 2-12F

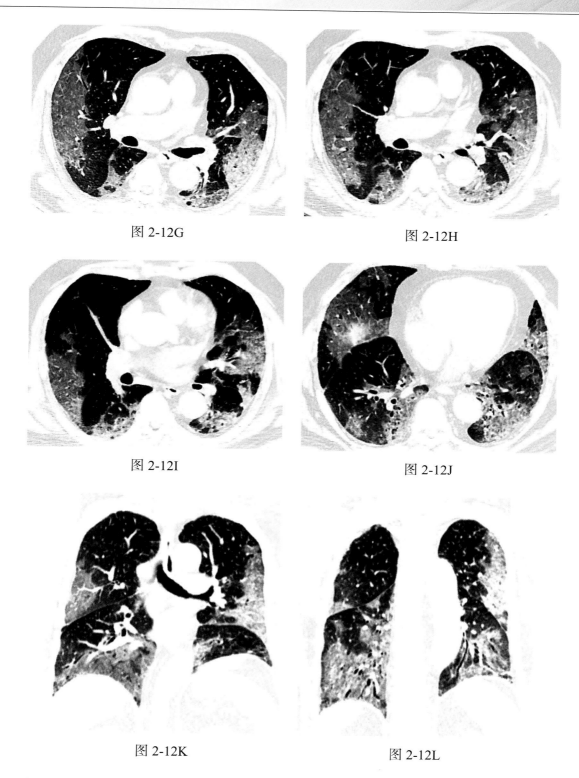

图 2-12G　　　　　　　　　　　　图 2-12H

图 2-12I　　　　　　　　　　　　图 2-12J

图 2-12K　　　　　　　　　　　　图 2-12L

　　入院后第 2 天胸部 CT 示：双肺见多发斑片状及片状磨玻璃样密度影（图 2-12A～L），边界不清，以双肺下叶分布为主，小叶间隔及小叶内间隔增厚，部分病灶内可见增粗血管影（图 2-12D），部分病灶实变。

第 3 章　COVID-19 的早期 CT 表现

　　新型冠状病毒肺炎（COVID-19）的早期 CT 表现为双肺多发病灶，单发病灶较少见；病灶多位于肺外周或胸膜下，以下叶多见；病灶形态表现多样，可呈结节状、斑片状、片状或不规则形等，病灶一般不累及整个肺段；病灶密度不均匀，常表现为局限性小斑片状或大片磨玻璃样密度影，其内可见增粗血管影，伴或不伴有局部小叶间隔增厚，可无实变或伴局部实变；此外，新型冠状病毒肺炎合并胸腔积液、纵隔及肺门淋巴结肿大少见；部分患者起病早期 CT 可无异常表现。

病例 3-1（图 3-1A～L）

　　患者，男，30 岁，因"发热 3 天"入院，最高体温 38℃，伴畏寒、咳嗽及咽喉不适，无咳痰，有疫区接触史。入院时体温 36℃，脉搏 80 次 / 分，呼吸 18 次 / 分。入院血常规：白细胞总数 5.26×10^9/L，C- 反应蛋白＜10mg/L，嗜中性粒细胞计数 2.91×10^9/L，淋巴细胞计数 1.64×10^9/L；血氧饱和度 98.2%。经广州市 CDC 咽拭子新型冠状病毒核酸检测阳性确诊。

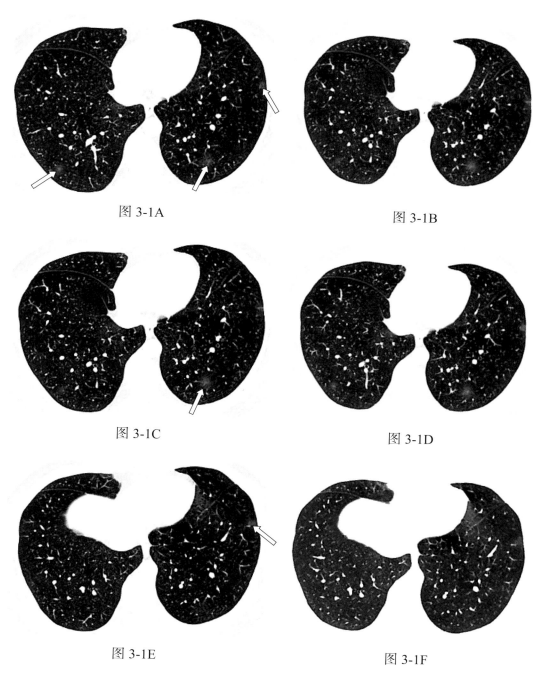

图 3-1A

图 3-1B

图 3-1C

图 3-1D

图 3-1E

图 3-1F

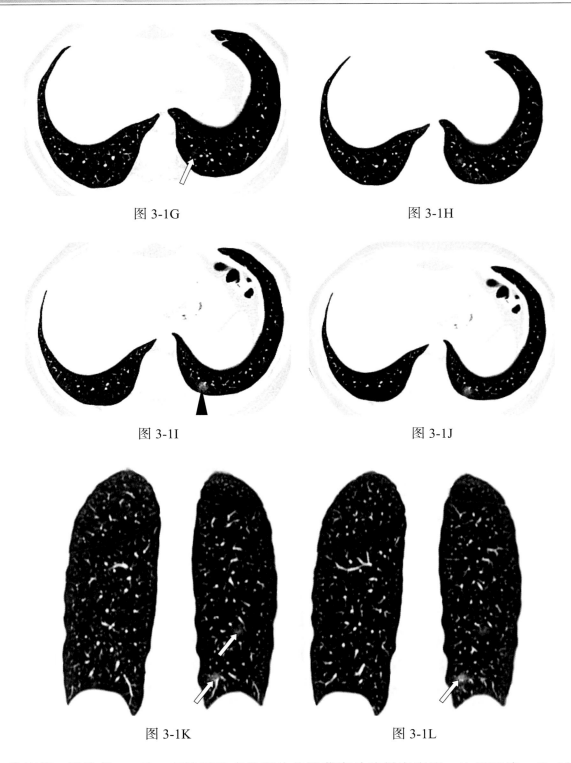

图 3-1G

图 3-1H

图 3-1I

图 3-1J

图 3-1K

图 3-1L

　　发病第 4 天胸部 CT 示：双肺下叶多发斑片状淡薄磨玻璃样密度影，边界不清，呈"晕征"（图 3-1A～H 空箭），左肺下叶后基底段见一磨玻璃密度结节影，边界不清（图 3-1I、J 黑箭头），双肺病变主要分布于肺外周及胸膜下（图 3-1A～L 空箭）。

病例 3-2（图 3-2A～L）

患者，男，29 岁，因"咽痒、咳嗽 3 天"入院，伴咳少量白痰，有疫区接触史。入院时体温 37.8℃，脉搏 97 次 / 分，呼吸 18 次 / 分。入院血常规：白细胞总数 $5.25 \times 10^9/L$，C- 反应蛋白 $<10mg/L$，嗜中性粒细胞计数 $2.21 \times 10^9/L$，淋巴细胞计数 $2.64 \times 10^9/L$；血氧饱和度 96%。经广州市 CDC 咽拭子新型冠状病毒核酸检测阳性确诊。

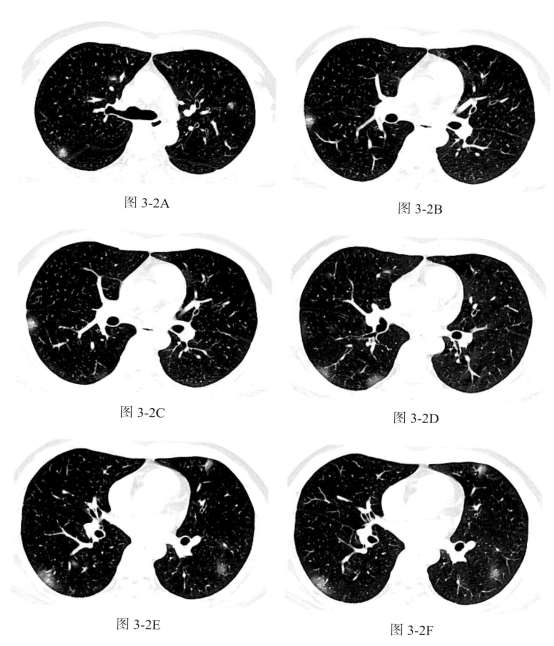

图 3-2A

图 3-2B

图 3-2C

图 3-2D

图 3-2E

图 3-2F

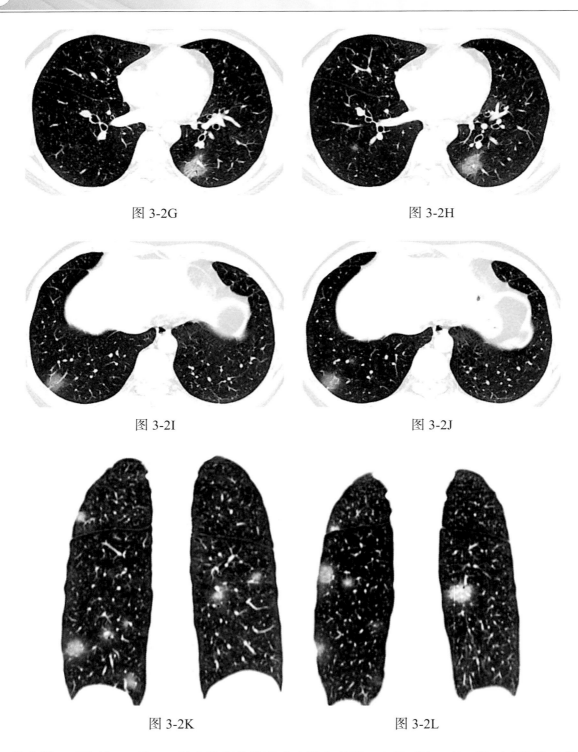

图 3-2G　　　　　　　　　　　图 3-2H

图 3-2I　　　　　　　　　　　图 3-2J

图 3-2K　　　　　　　　　　　图 3-2L

发病第 4 天胸部 CT 示：双肺多发斑片状磨玻璃样密度影，边界不清，以双肺下叶胸膜下分布为著，局部小叶中心结构增厚，部分小叶内间隔增厚（图 3-2A～L）。

病例 3-3（图 3-3A～L）

　　患者，女，54 岁，因"发热 3 天"入院，最高体温 38℃，伴咳嗽，为干咳，有疫区接触史。入院时体温 37℃，脉搏 93 次 / 分，呼吸 18 次 / 分。入院血常规：白细胞总数 $6.24×10^9$/L，C- 反应蛋白 25.68mg/L，嗜中性粒细胞计数 $3.50×10^9$/L，淋巴细胞计数 $2.18×10^9$/L；血氧饱和度 96.7%。经广州市 CDC 咽拭子新型冠状病毒核酸检测阳性确诊。

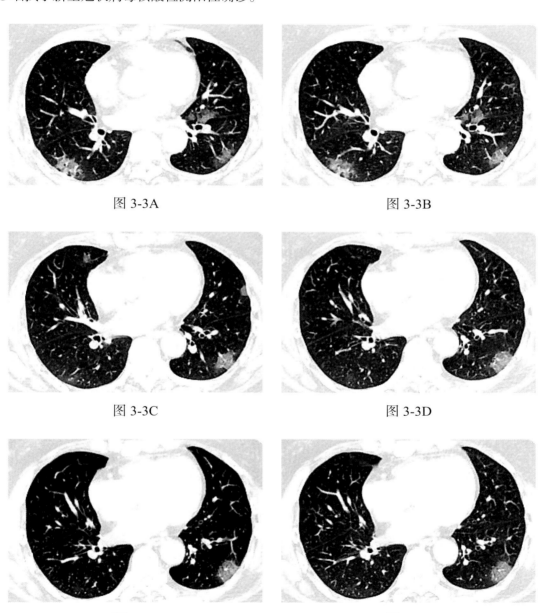

图 3-3A

图 3-3B

图 3-3C

图 3-3D

图 3-3E

图 3-3F

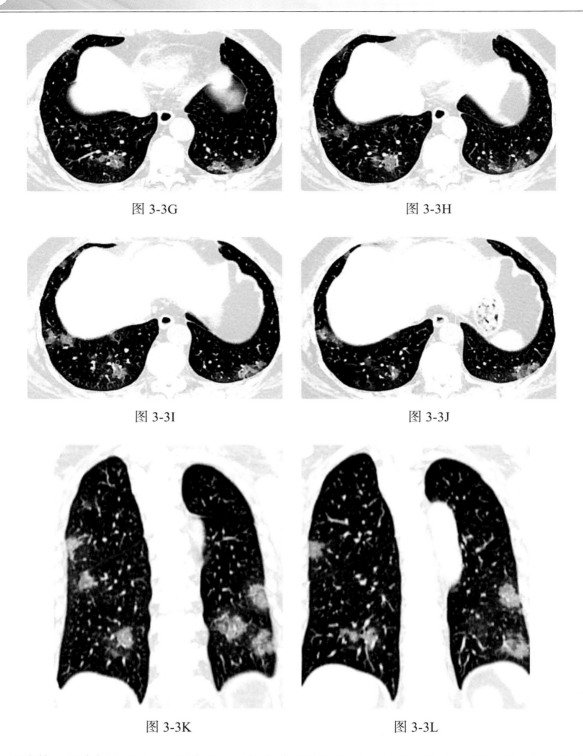

图 3-3G   图 3-3H

图 3-3I   图 3-3J

图 3-3K   图 3-3L

　　发病第 5 天胸部 CT 示：双肺多发斑片状磨玻璃样密度影，边界不清，以双肺下叶胸膜下分布为著，局部小叶中心结构增厚，部分小叶内间隔增厚（图 3-3A～L）。

病例 3-4（图 3-4A～L）

　　患者，男，45 岁，因"咳嗽 3 天"入院，呈阵发性干咳，无发热、畏寒，有疫区接触史。入院时体温 36.8℃，脉搏 90 次 / 分，呼吸 18 次 / 分。入院血常规：白细胞总数 9.05×10^9/L，C- 反应蛋白＜10mg/L，嗜中性粒细胞计数 6.40×10^9/L，淋巴细胞计数 2.06×10^9/L；血氧饱和度 97.2%。经广州市 CDC 咽拭子新型冠状病毒核酸检测阳性确诊。

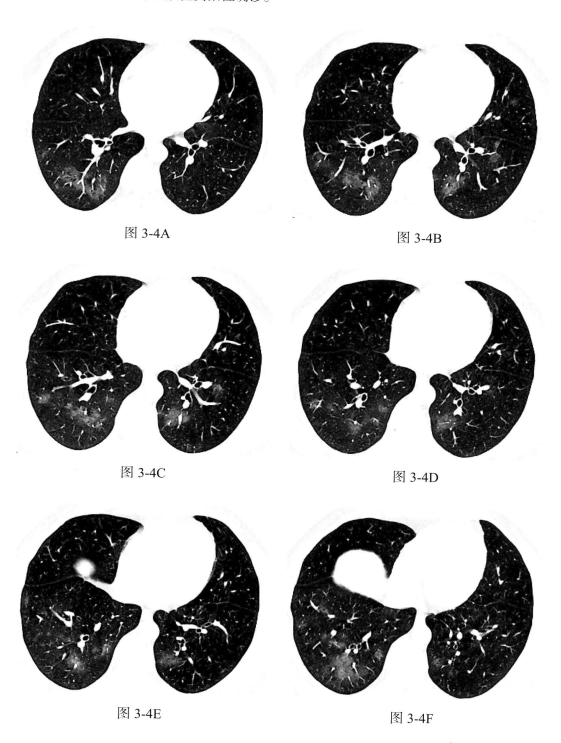

图 3-4A

图 3-4B

图 3-4C

图 3-4D

图 3-4E

图 3-4F

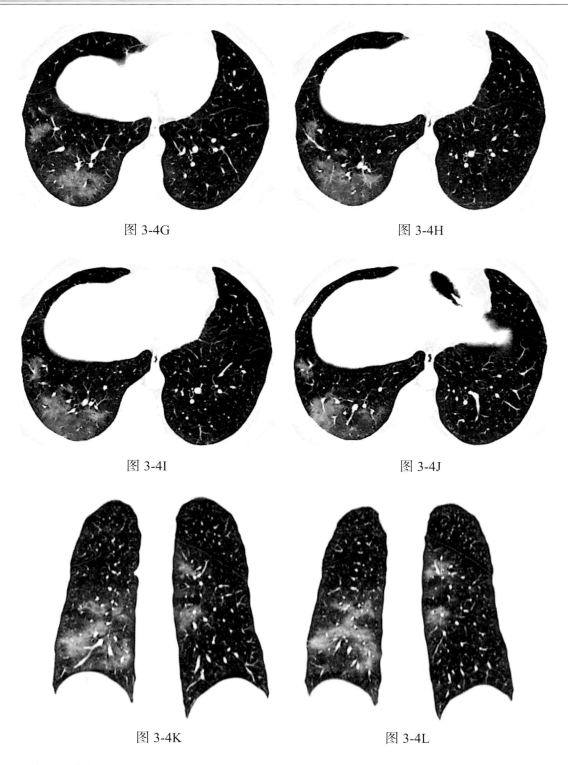

图 3-4G　　　　　　　　　　　　图 3-4H

图 3-4I　　　　　　　　　　　　图 3-4J

图 3-4K　　　　　　　　　　　　图 3-4L

　　发病第 3 天胸部 CT 示：双肺下叶多发斑片状磨玻璃样密度影，边界不清，病变主要沿支气管血管束走行分布（图 3-4A～L）。

病例 3-5（图 3-5A～L）

　　患者，男，32 岁，因"发热 2 天"入院，无畏寒、寒颤，最高体温 38.2 ℃，伴有乏力，胸闷，有疫区接触史。入院时体温 37.8 ℃，脉搏 95 次 / 分，呼吸 20 次 / 分。入院血常规：白细胞总数 4.87×10^9/L，C- 反应蛋白＜10mg/L，嗜中性粒细胞计数 2.32×10^9/L，淋巴细胞计数 2.11×10^9/L；血氧饱和度 98.5%。经广州市 CDC 咽拭子新型冠状病毒核酸检测阳性确诊。

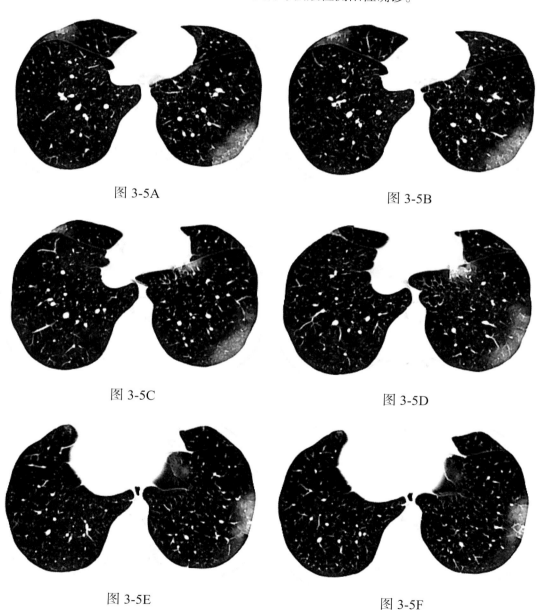

图 3-5A

图 3-5B

图 3-5C

图 3-5D

图 3-5E

图 3-5F

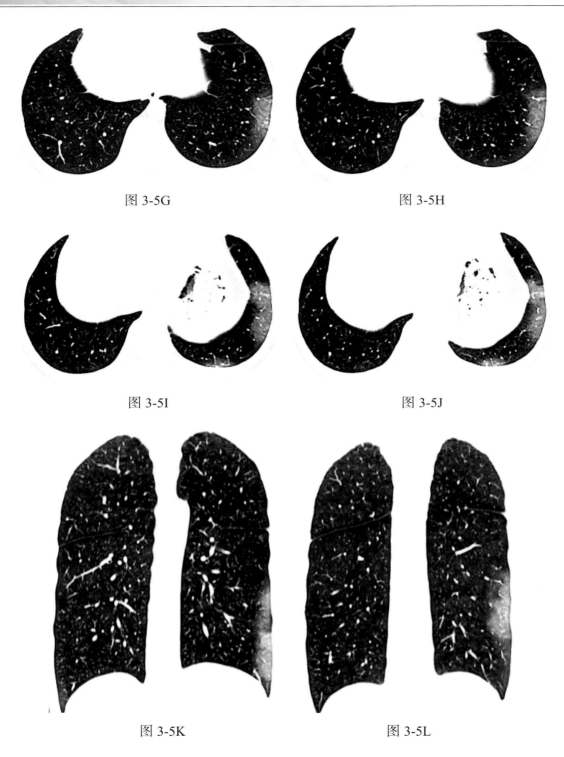

图 3-5G   图 3-5H

图 3-5I   图 3-5J

图 3-5K   图 3-5L

　　发病第 3 天胸部 CT 示：右肺中叶及左肺下叶胸膜下多发斑片状磨玻璃样密度影，边界不清，以左肺下叶为著（图 3-5A～L），左肺下叶外基底段病灶内可见增粗血管影（图 3-5E～H），左肺下叶后基底段病灶边缘见胸膜下线（图 3-5I）。

病例 3-6（图 3-6A～L）

　　患者，男，40 岁，因"发热 3 天"入院，最高体温 38.4℃，无畏寒、寒战，有疫区接触史。入院时体温 37.2℃，脉搏 94 次 / 分，呼吸 18 次 / 分。入院血常规：白细胞总数 $8.18×10^9$/L，C- 反应蛋白 30.84mg/L，嗜中性粒细胞计数 $6.42×10^9$/L，淋巴细胞计数 $1.24×10^9$/L；血氧饱和度 97.9%。经广州市 CDC 咽拭子新型冠状病毒核酸检测阳性确诊。

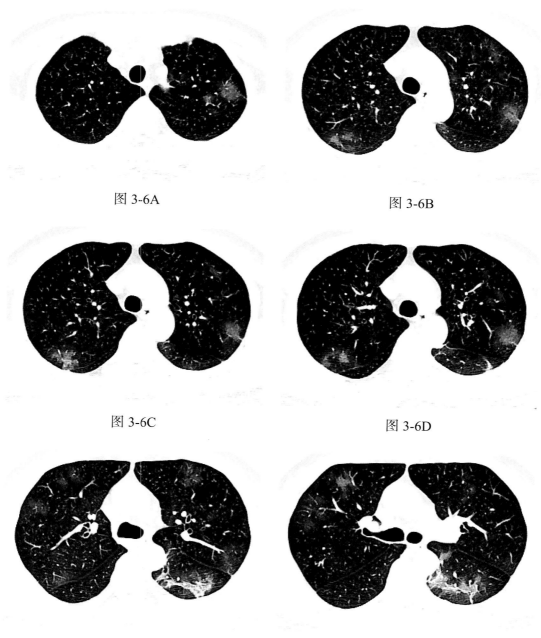

图 3-6A

图 3-6B

图 3-6C

图 3-6D

图 3-6E

图 3-6F

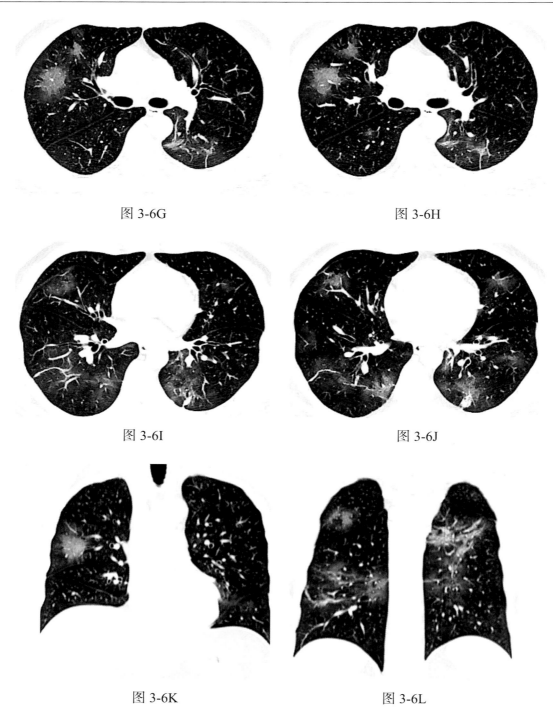

图 3-6G　　　　　　　　　　　　　图 3-6H

图 3-6I　　　　　　　　　　　　　图 3-6J

图 3-6K　　　　　　　　　　　　　图 3-6L

　　发病第 4 天胸部 CT 示：双肺多发斑片状磨玻璃样密度影，边界不清（图 3-6A～L），双肺下叶可见胸膜下线及条索状影（图 3-6E～J）。

病例 3-7（图 3-7A～L）

患者，男，26 岁，因"发热 2 天"入院，伴咳嗽，无咳痰，有疫区接触史。入院时体温 38.5℃，脉搏 93 次 / 分，呼吸 18 次 / 分。入院血常规：白细胞总数 $3.73×10^9$/L，C- 反应蛋白 45.40mg/L，嗜中性粒细胞计数 $2.50×10^9$/L，淋巴细胞计数 $1.04×10^9$/L；血氧饱和度 97.6%。经广州市 CDC 咽拭子新型冠状病毒核酸检测阳性确诊。

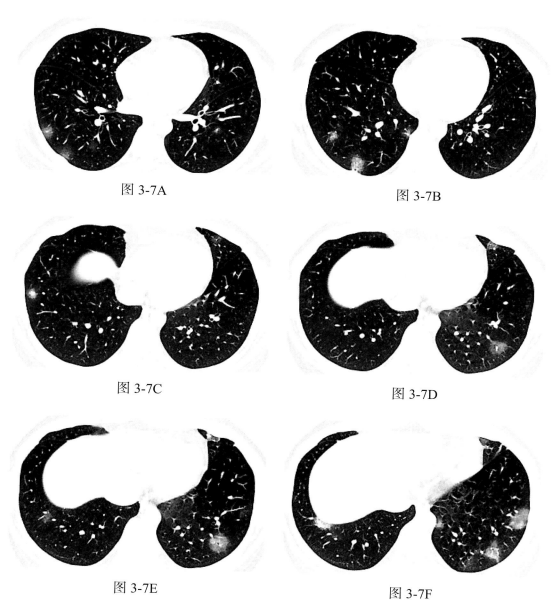

图 3-7A

图 3-7B

图 3-7C

图 3-7D

图 3-7E

图 3-7F

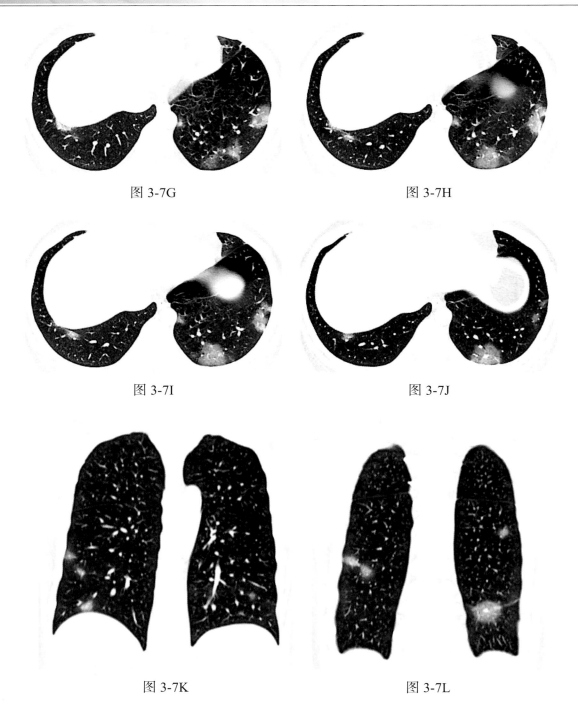

图 3-7G   图 3-7H

图 3-7I   图 3-7J

图 3-7K   图 3-7L

　　发病第 2 天胸部 CT 示：双肺散在多发大小不等斑片状磨玻璃样密度影，边界不清，以胸膜下分布为主（图 3-7A～L），双肺下叶部分病灶内小叶中心结构增厚，局部可见增粗血管影（图 3-7C～J）。

病例 3-8（图 3-8A～L）

患者，女，54 岁，因"发热、乏力 2 天"入院，伴头痛，干咳，最高体温 37.7℃，有疫区接触史。入院时体温 37.5℃，脉搏 56 次 / 分，呼吸 21 次 / 分。入院血常规：白细胞总数 8.33×10⁹/L，C- 反应蛋白 15.11mg/L，嗜中性粒细胞计数 5.17×10⁹/L，淋巴细胞计数 2.65×10⁹/L；血氧饱和度 99%。经广州市 CDC 咽拭子新型冠状病毒核酸检测阳性确诊。

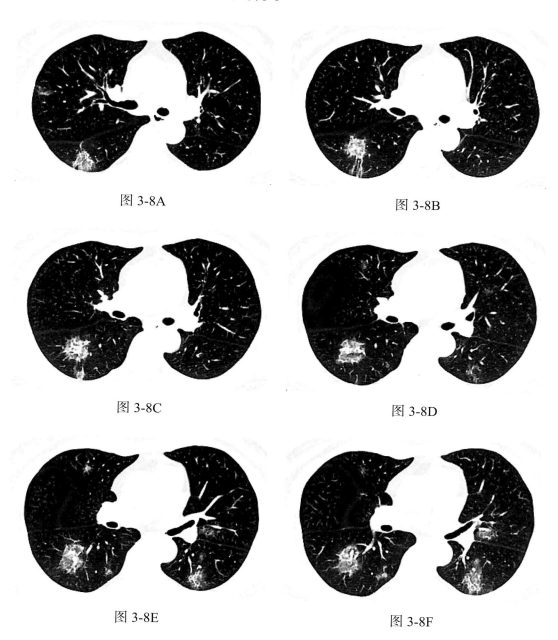

图 3-8A

图 3-8B

图 3-8C

图 3-8D

图 3-8E

图 3-8F

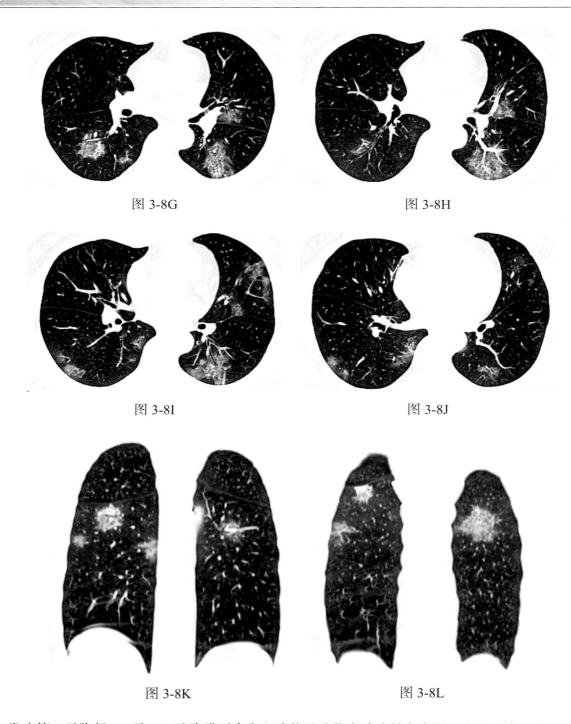

图 3-8G　　　　　　　　　　　　　图 3-8H

图 3-8I　　　　　　　　　　　　　图 3-8J

图 3-8K　　　　　　　　　　　　　图 3-8L

　　发病第 3 天胸部 CT 示：双肺胸膜下多发斑片状及片状磨玻璃样密度影，边界不清，以双肺下叶背段为著（图 3-8A～L），部分病灶内小叶内间隔增厚，呈细网格状改变，可见"铺路石征"，右肺下叶背段病灶可见"反晕征"。

病例 3-9（图 3-9A～L）

　　患者，女，30 岁，因"发热 2 天"入院，最高体温 38.7℃，伴畏寒、流涕，无咳痰，有疫区接触史。入院时体温 38.2℃，脉搏 110 次 / 分，呼吸 18 次 / 分，入院血常规：白细胞总数 2.70×10^9/L，C-反应蛋白＜10mg/L，嗜中性粒细胞计数 1.20×10^9/L，淋巴细胞计数 0.92×10^9/L；血氧饱和度 97.1%。经广州市 CDC 咽拭子新型冠状病毒核酸检测阳性确诊。

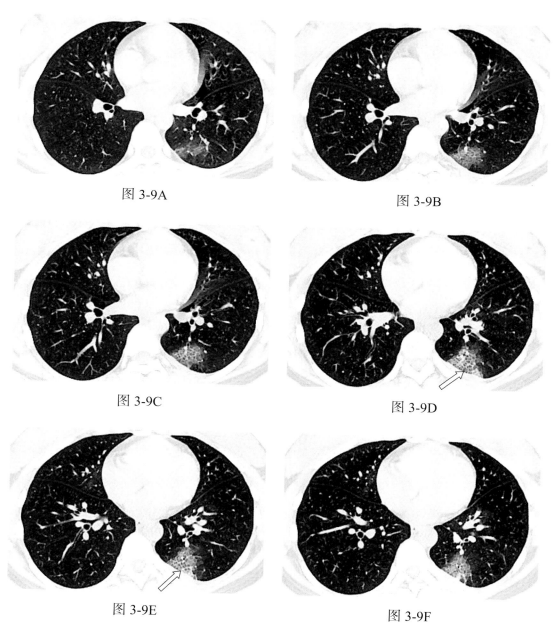

图 3-9A　　　　　　　　　　　　　　图 3-9B

图 3-9C　　　　　　　　　　　　　　图 3-9D

图 3-9E　　　　　　　　　　　　　　图 3-9F

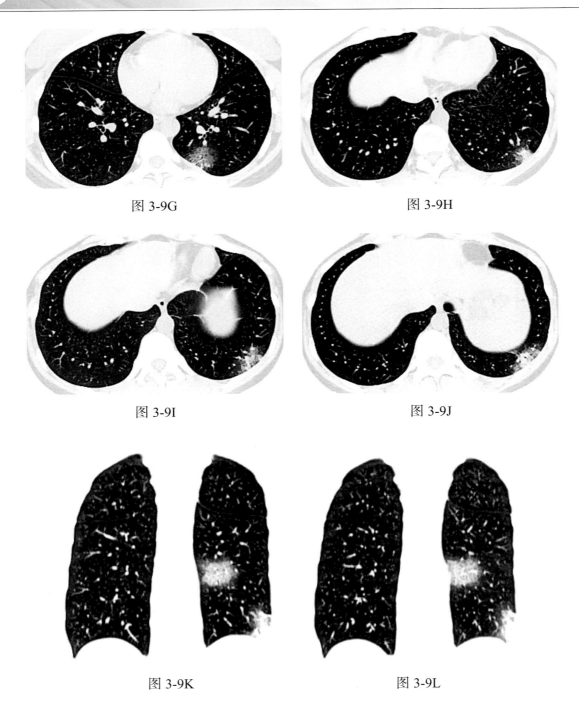

图 3-9G 图 3-9H

图 3-9I 图 3-9J

图 3-9K 图 3-9L

发热第 3 天胸部 CT 示：左肺下叶胸膜下多发斑片状及片状磨玻璃样密度影，边界不清，病灶内小叶内间隔增厚，呈"细网格"状改变，可见"铺路石征"（图 3-9D、E 空箭）。

病例 3-10（图 3-10A～L）

　　患者，男，65 岁，因"咳嗽 2 天"入院，以刺激性干咳为主，无发热、畏寒，有疫区接触史。入院时体温 37.1℃，脉搏 103 次 / 分，呼吸 20 次 / 分。入院血常规：白细胞总数 $4.15×10^9$/L，C- 反应蛋白＜10mg/L，嗜中性粒细胞计数 $2.97×10^9$/L，淋巴细胞计数 $0.76×10^9$/L；血氧饱和度 97.1%。经广州市 CDC 咽拭子新型冠状病毒核酸检测阳性确诊。

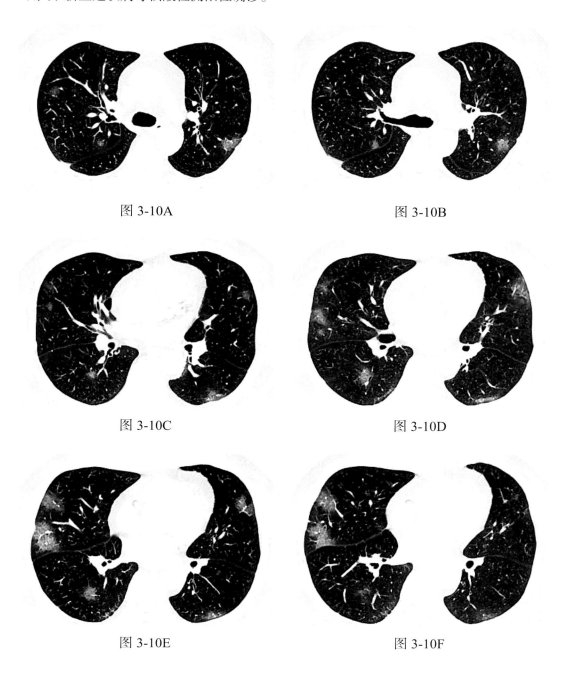

图 3-10A　　　　　　　　　　　　　　　图 3-10B

图 3-10C　　　　　　　　　　　　　　　图 3-10D

图 3-10E　　　　　　　　　　　　　　　图 3-10F

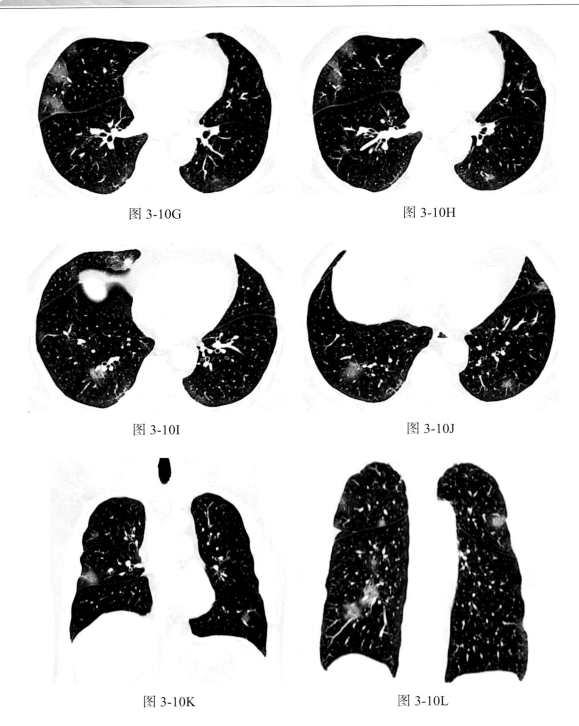

图 3-10G   图 3-10H

图 3-10I   图 3-10J

图 3-10K   图 3-10L

　　发病第 3 天胸部 CT 示：双肺多发斑片状及片状磨玻璃样密度影，边界不清，以胸膜下为著（图 3-10A～L），左肺上叶尖后段及右肺中叶外侧段部分病灶内小叶内间隔增厚，呈"细网格"状改变，可见"铺路石征"（图 3-10A，E），双肺下叶可见胸膜下线（图 3-10C～J）。

病例 3-11（图 3-11A～L）

患者，女，47 岁，因"发热 3 天"入院，伴畏寒、咳嗽，咳少量白痰，有疫区接触史。入院时体温 38.5℃，脉搏 100 次 / 分，呼吸 20 次 / 分。入院血常规：白细胞总数 $4.68×10^9$/L，C- 反应蛋白 25.8mg/L，嗜中性粒细胞计数 $3.55×10^9$/L，淋巴细胞计数 $0.77×10^9$/L；血氧饱和度 96%。经广州市 CDC 咽拭子新型冠状病毒核酸检测阳性确诊。

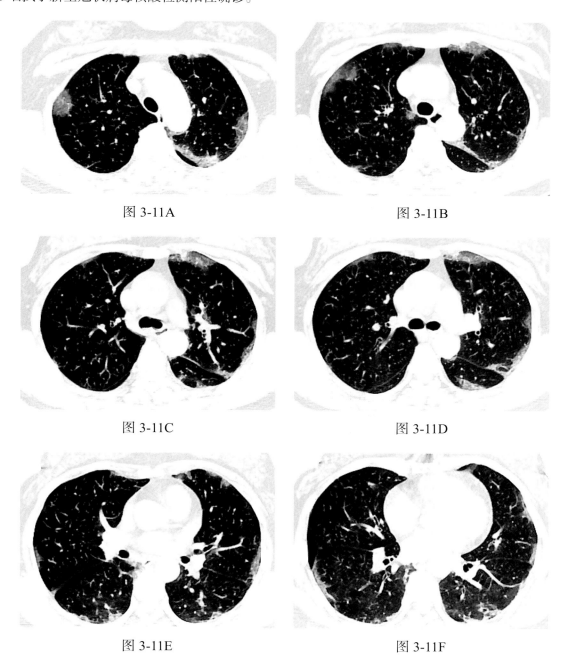

图 3-11A　　　　　　　　　　　　　　图 3-11B

图 3-11C　　　　　　　　　　　　　　图 3-11D

图 3-11E　　　　　　　　　　　　　　图 3-11F

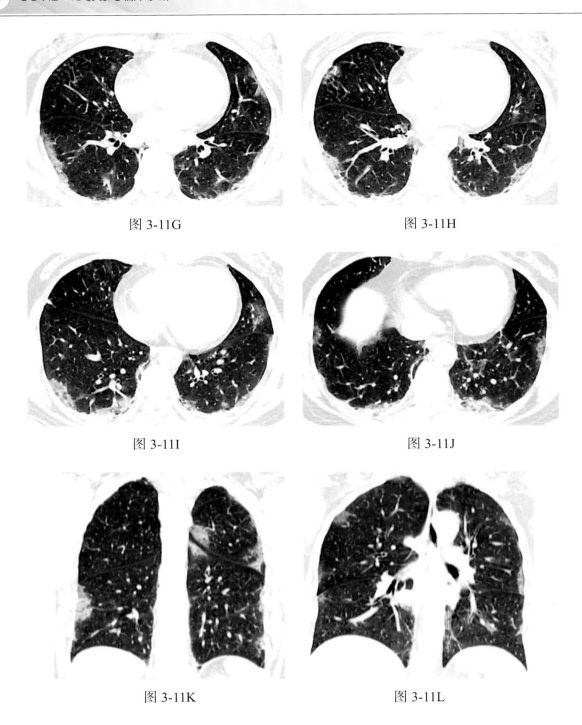

图 3-11G   图 3-11H

图 3-11I   图 3-11J

图 3-11K   图 3-11L

发病第 4 天胸部 CT 示：双肺胸膜下多发斑片状及片状磨玻璃样密度影，边界不清（图 3-11A～L），双肺下叶可见少许胸膜下线（图 3-11E～J）。

病例 3-12（图 3-12A～L）

　　患者，男，27 岁，因"发热 4 天"入院，最高体温达 38.3℃，伴畏寒、咳嗽及咳痰，有新型冠状病毒肺炎确诊患者密切接触史。入院时体温 37.8℃，脉搏 105 次 / 分，呼吸 20 次 / 分，入院血常规：白细胞总数 3.34×10^9/L，C- 反应蛋白 12.73mg/L，嗜中性粒细胞计数 2.15×10^9/L，淋巴细胞计数 0.89×10^9/L；血氧饱和度 97%。经广州市 CDC 咽拭子新型冠状病毒核酸检测阳性确诊。

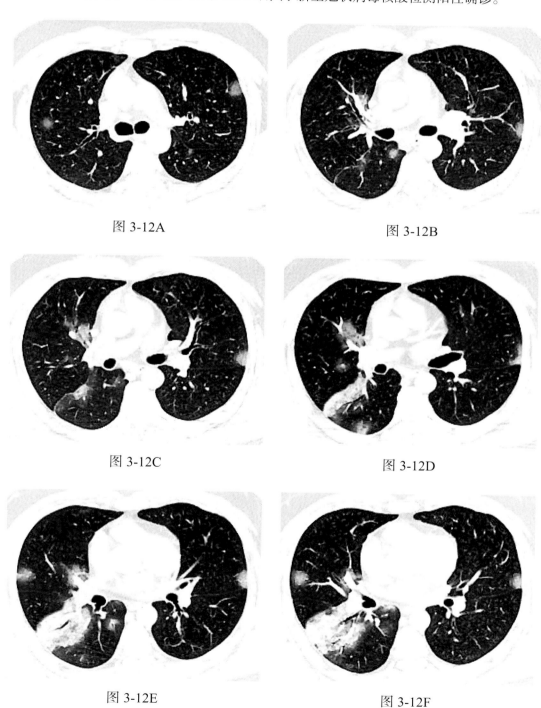

图 3-12A　　　　　　　　　　　　　　　图 3-12B

图 3-12C　　　　　　　　　　　　　　　图 3-12D

图 3-12E　　　　　　　　　　　　　　　图 3-12F

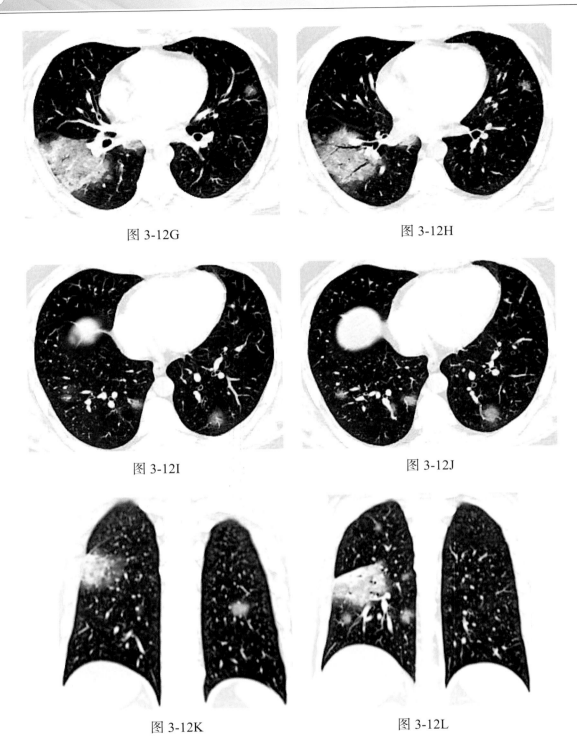

图 3-12G   图 3-12H

图 3-12I   图 3-12J

图 3-12K   图 3-12L

　　发病第 4 天胸部 CT 示：双肺胸膜下多发斑片状及片状磨玻璃样密度影，边界不清（图 3-12A～L），以右肺下叶为著，局部呈实变影，其内见"空气支气管征"（图 3-12E～H）。

病例 3-13（图 3-13A～L）

患者，男，34 岁，因"发热 2 天"入院，伴畏寒、咳嗽，无咳痰，有疫区接触史。入院时体温 37.5℃，脉搏 82 次 / 分，呼吸 18 次 / 分。入院血常规：白细胞总数 5.51×10⁹/L，C- 反应蛋白＜10mg/L，嗜中性粒细胞计数 3.93×10⁹/L，淋巴细胞计数 0.99×10⁹/L；血氧饱和度 96.0%。经广州市 CDC 咽拭子新型冠状病毒核酸检测阳性确诊。

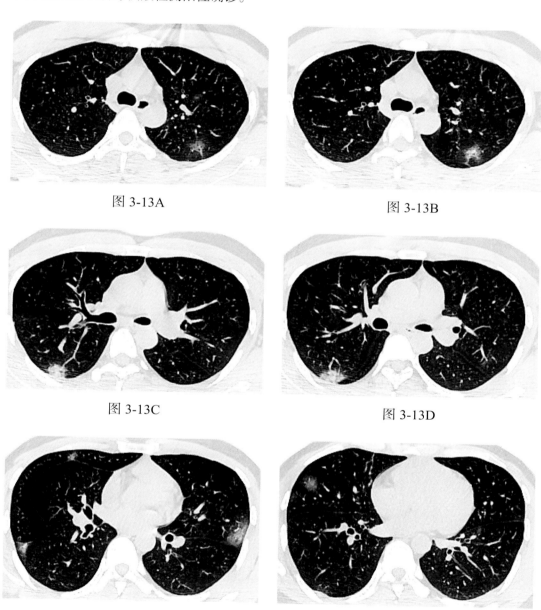

图 3-13A

图 3-13B

图 3-13C

图 3-13D

图 3-13E

图 3-13F

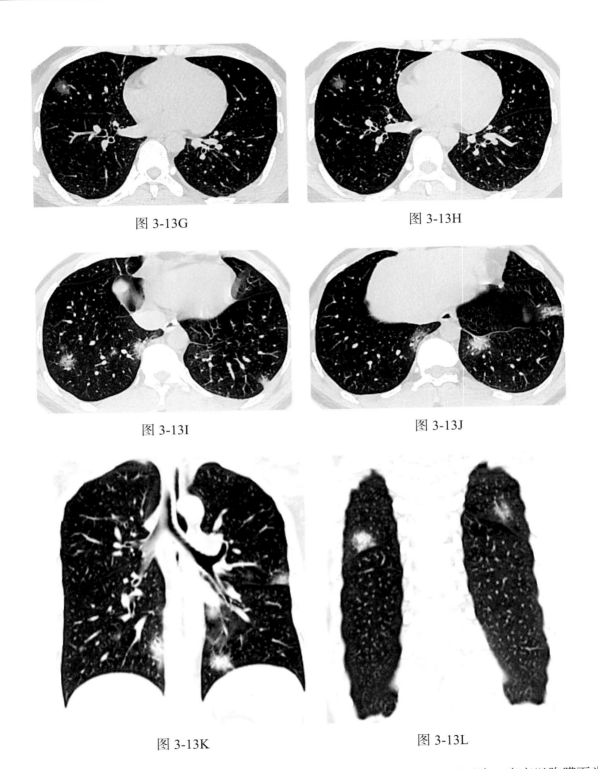

图 3-13G

图 3-13H

图 3-13I

图 3-13J

图 3-13K

图 3-13L

发病第 4 天胸部 CT 示：双肺多发斑片状及片状磨玻璃样密度影，边界不清，病变以胸膜下为主（图 3-13A～L），少部分病灶局部呈实变影。

第 4 章 COVID-19 的进展期 CT 表现

　　新型冠状病毒肺炎（COVID-19）潜伏期长（1～14 天），多为 3～7 天。对于进展期患者而言，因其自身免疫力的不同，临床症状与影像表现往往不完全匹配，大多数患者临床症状以加重为主，少部分患者临床症状轻微，甚至无症状，但影像改变明显。胸部 CT 检查作为新型冠状病毒肺炎的主要检查之一，具有检查速度快、空间分辨率高、能通过多种后处理技术直观地显示病灶等优点，对准确评估患者病情及预后有十分重要的作用。

　　根据目前广州市第八人民医院收集的新型冠状病毒肺炎进展期的胸部 CT 表现，归纳为如下特点：双肺或单肺多发病灶，密度不均匀，边缘不清；可呈结节状、斑片状磨玻璃密度改变，其内可见增粗血管影，可见"晕征"或"反晕征"，小叶间隔和 / 或小叶内间隔增厚；亦可见斑片状、片状实变影及条索状密度增高影，实变影内可见"空气支气管征"，邻近胸膜增厚或牵拉，病灶主要沿胸膜下及支气管血管束周围分布，双肺下叶明显。随着病情进展，病灶范围逐渐增大，密度逐渐增高，趋于实变，肺容积可缩小，肺内病灶可以多种形态同时存在。

病例 4-1（图 4-1A1～E1、图 4-1A2～E2）

　　患者，女，30 岁。因"发热 2 天，伴畏寒、流涕"入院，有疫区接触史。入院时体温 38.0℃，病程最高体温 38.7℃，高峰期为发病第 6 天。入院血常规：白细胞总数 4.31×10⁹/L、淋巴细胞计数 1.34×10⁹/L、C- 反应蛋白 <10mg/L。经广州 CDC 咽拭子新型冠状病毒核酸检测阳性确诊。分别于发病第 3 天（图 4-1A1～E1）、第 6 天（图 4-1A2～E2）行胸部 CT 检查。

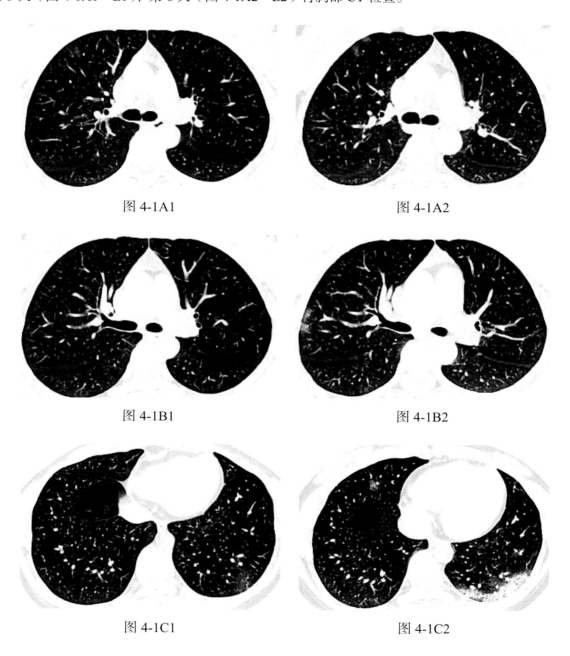

图 4-1A1　　　　　　　　　　　　　　　　图 4-1A2

图 4-1B1　　　　　　　　　　　　　　　　图 4-1B2

图 4-1C1　　　　　　　　　　　　　　　　图 4-1C2

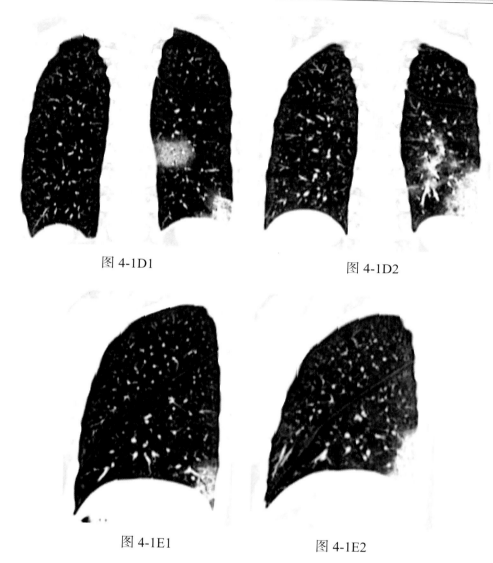

图 4-1D1　　　　　　　　　　　　　　图 4-1D2

图 4-1E1　　　　　　　　　　　　　　图 4-1E2

　　发病第 3 天胸部 CT 检查示：左肺下叶及右肺上叶前段多发斑片状磨玻璃样密度影，边缘不清，密度不均，以胸膜下分布为著（图 4-1A1～E1）；发病第 6 天胸部 CT 示：双肺病灶较前增多，部分实变，小叶内间隔较前增厚（图 4-1A2～E2）。

病例 4-2（图 4-2A1～E1、图 4-2A2～E2）

　　患者，女，65 岁。因"咽痛 1 天"入院，有疫区接触史。入院时体温 36.9℃，病程最高体温 37.8℃，高峰期为发病第 6 天。入院血常规：白细胞总数 4.61×10⁹/L、淋巴细胞计数 0.95×10⁹/L、C- 反应蛋白＜10mg/L。经广州市 CDC 咽拭子新型冠状病毒核酸检测阳性确诊。分别于发病第 3 天（图 4-2A1～E1）、第 6 天（图 4-2A2～E2）行胸部 CT 检查。

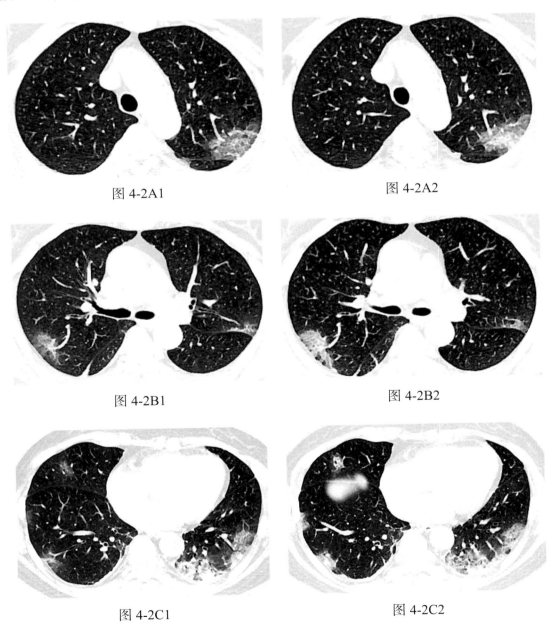

图 4-2A1　　　　　　　　　　　　　　图 4-2A2

图 4-2B1　　　　　　　　　　　　　　图 4-2B2

图 4-2C1　　　　　　　　　　　　　　图 4-2C2

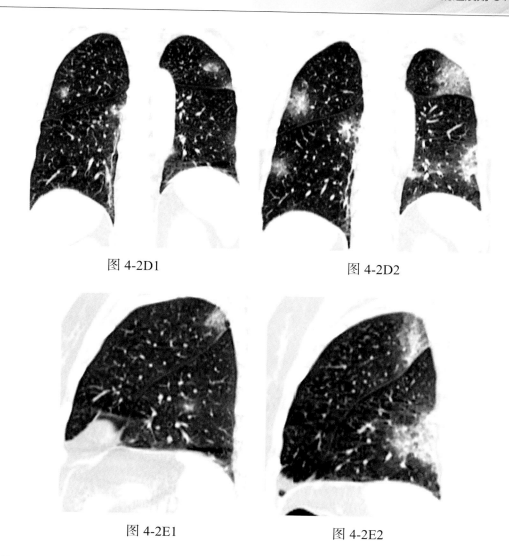

图 4-2D1　　　　　　　　　　　图 4-2D2

图 4-2E1　　　　　　　　　　　图 4-2E2

　　发病第 3 天胸部 CT 示：双肺多发斑片状磨玻璃样密度影，边缘不清，密度不均，以胸膜下分布为著，伴小叶间隔增厚（图 4-2A1～E1）；发病第 6 天胸部 CT 示：双肺病灶较前增多，范围较前增大，部分实变，小叶间隔及小叶内间隔较前增厚（图 4-2A2～E2）。

病例 4-3（图 4-3A1～E1、图 4-3A2～E2）

患者，男，63 岁。因"气促 10 天，发热 3 天"入院，无疫区接触史。入院时体温 37.8℃，病程最高体温 39.1℃，高峰期为发病第 17 天。入院血常规：白细胞总数 6.70×10⁹/L、淋巴细胞计数 1.34×10⁹/L、C- 反应蛋白 39.68mg/L。经广州 CDC 咽拭子新型冠状病毒核酸检测阳性确诊。分别于发病后第 13 天（图 4-3A1～E1）、第 17 天（图 4-3A2～E2）行胸部 CT 检查。

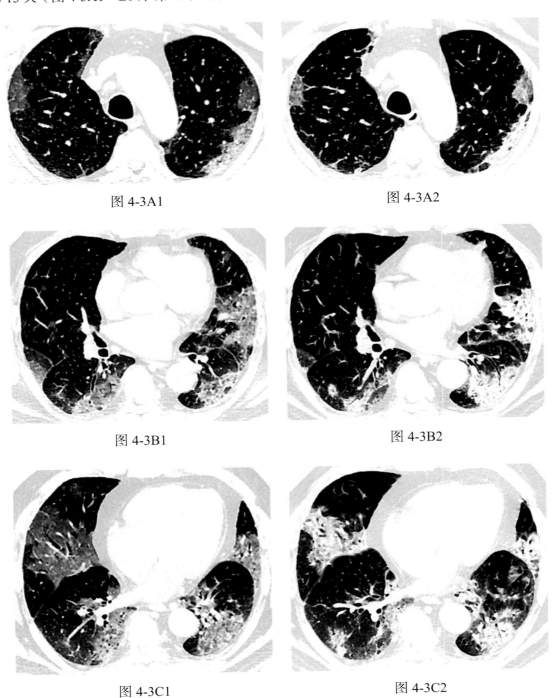

图 4-3A1

图 4-3A2

图 4-3B1

图 4-3B2

图 4-3C1

图 4-3C2

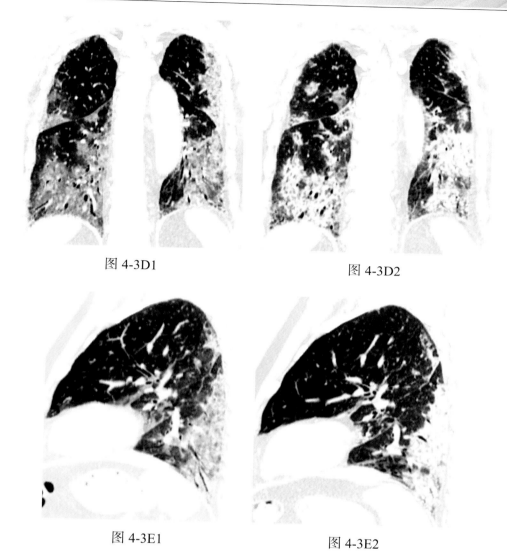

图 4-3D1　　　　　　　　　　　　　　图 4-3D2

图 4-3E1　　　　　　　　　　　　　　图 4-3E2

发病后第 13 天胸部 CT 示：双肺多发斑片状磨玻璃样密度影，边缘不清，密度不均，以双肺下叶及胸膜下分布为著，小叶间隔及小叶内间隔增厚（图 4-3A1～E1）；发病第 17 天胸部 CT 示：双肺病灶范围较前增大，密度较前增高，部分实变，肺容积较前缩小，小叶间隔及小叶内间隔较前增厚（图 4-3A2～E2）。

病例 4-4（图 4-4A1～E1、图 4-4A2～E2）

患者，男，37 岁。因"发热 4 天"入院，有疫区接触史。入院时体温 36.5℃，病程最高体温 39.2℃，高峰期为发病第 10 天。入院实验室检查：白细胞总数 5.50×10⁹/L、淋巴细胞计数 1.95× 10⁹/L、C- 反应蛋白 34.59mg/L。经广州 CDC 咽拭子新型冠状病毒核酸检测阳性确诊。分别于发病第 6 天（图 4-4A1～E1）、第 10 天（图 4-4A2～E2）行胸部 CT 检查。

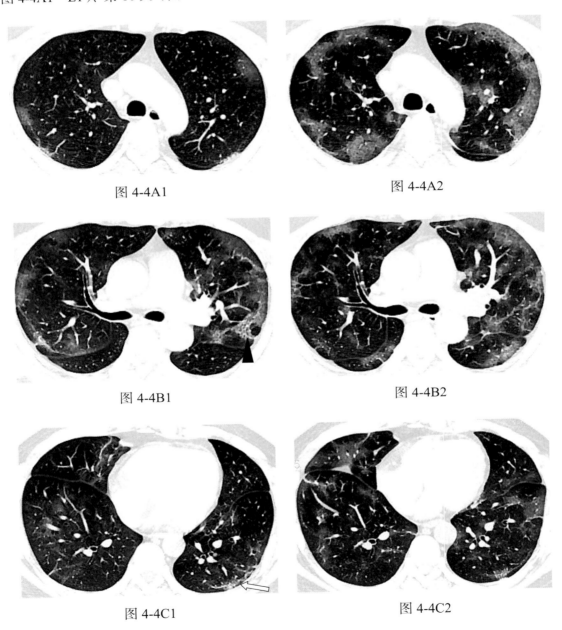

图 4-4A1

图 4-4A2

图 4-4B1

图 4-4B2

图 4-4C1

图 4-4C2

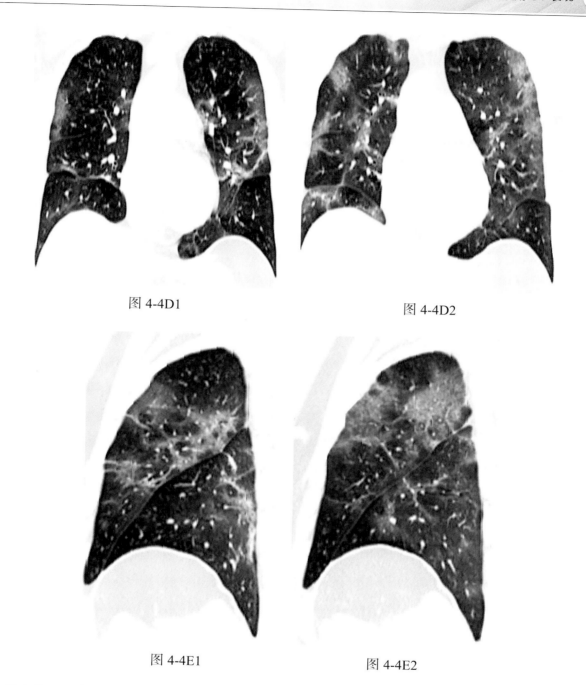

图 4-4D1　　　　　　　　　　　　　　图 4-4D2

图 4-4E1　　　　　　　　　　　　　　图 4-4E2

　　发病第 6 天胸部 CT 示：双肺多发斑片状磨玻璃样密度影及条索影，边缘不清，密度不均，以胸膜下分布为著，小叶内间隔增厚，可见"铺路石征"（图 4-4B1 黑箭头）、胸膜下线（图 4-4C1 空箭）（图 4-4A1~E1）；发病第 10 天胸部 CT 示：双肺病灶较前增多，小叶内间隔较前增厚（图 4-4A2~E2）。

病例 4-5（图 4-5A1～E1、图 4-5A2～E2）

患者，男，33 岁。因"咽干、流涕 3 天，咳嗽 2 天，发热 1 天"入院，有新型冠状病毒肺炎疑似患者接触史。入院时体温 38.1℃，病程最高体温 39.1℃，高峰期为发病第 9 天。入院血常规：白细胞总数 5.46×10^9/L、淋巴细胞计数 1.10×10^9/L、C- 反应蛋白 16.77mg/L。经广州 CDC 咽拭子新型冠状病毒核酸检测阳性确诊。分别于发病第 5 天（图 4-5A1～E1）、第 9 天（图 4-5A2～E2）行胸部 CT 检查。

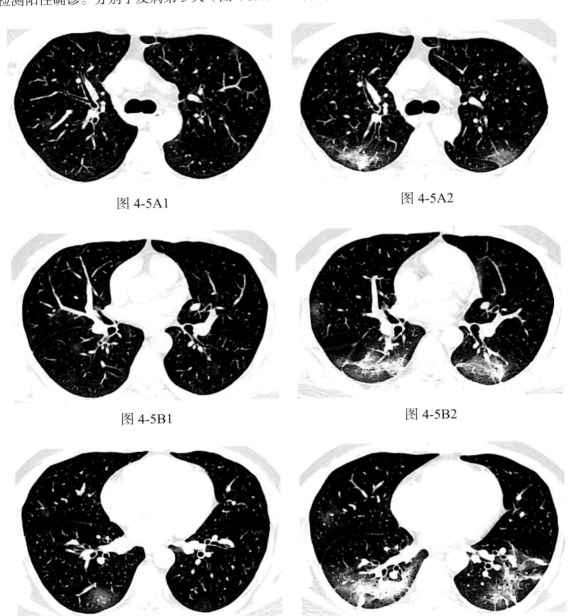

图 4-5A1

图 4-5A2

图 4-5B1

图 4-5B2

图 4-5C1

图 4-5C2

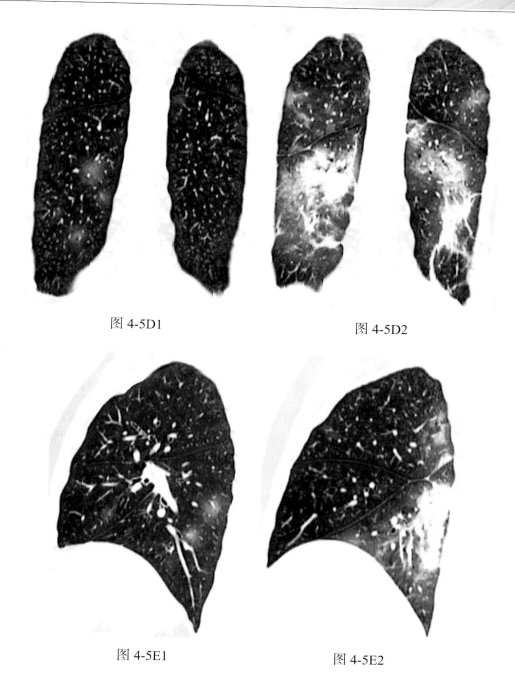

图 4-5D1　　　　　　　　　　　　　　图 4-5D2

图 4-5E1　　　　　　　　　　　　　　图 4-5E2

　　发病第 5 天胸部 CT 示：双肺见散在结节状、斑片状磨玻璃样密度影，边缘不清，其内血管影增粗，病灶以右肺下叶为著（图 4-5A1～E1）；发病第 9 天胸部 CT 示：双肺病灶较前增多，大部分实变，伴多发条索影，邻近胸膜牵拉（图 4-5A2～E2）。

病例 4-6（图 4-6A1～E1、图 4-6A2～E2）

患者，男，29 岁。因"咽痒、咳嗽 3 天"入院，有新型冠状病毒肺炎确诊患者接触史。入院时体温 37.8℃，病程最高体温为 37.8℃，高峰期为发病第 9 天。入院血常规：白细胞总数 $7.93×10^9$/L、淋巴细胞计数 $1.33×10^9$/L、C- 反应蛋白 21.54mg/L。经广州 CDC 咽拭子新型冠状病毒核酸检测阳性确诊。分别于发病第 5 天（图 4-6A1～E1）、第 9 天（图 4-6A2～E2）行胸部 CT 检查。

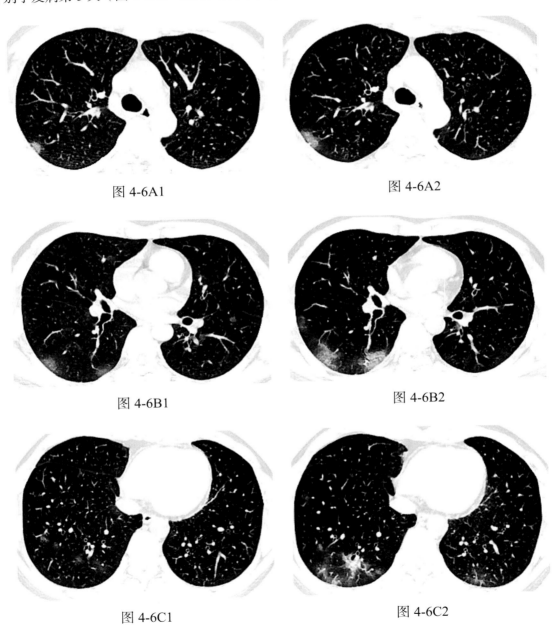

图 4-6A1　　　　　　　　　　　　图 4-6A2

图 4-6B1　　　　　　　　　　　　图 4-6B2

图 4-6C1　　　　　　　　　　　　图 4-6C2

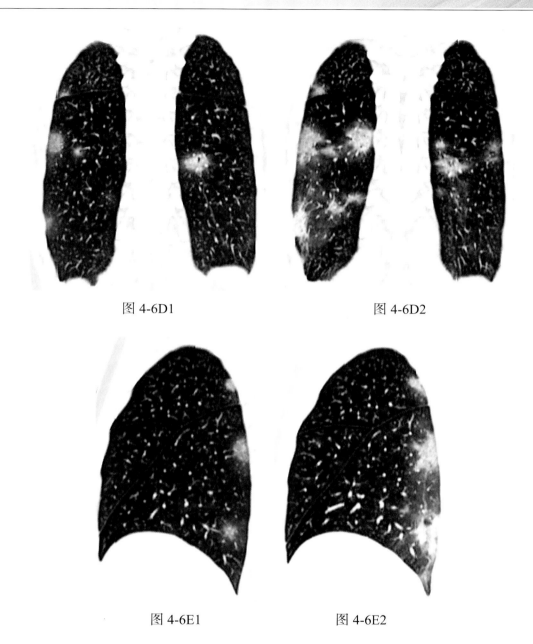

图 4-6D1　　　　　　　　　　　图 4-6D2

图 4-6E1　　　　　　　图 4-6E2

　　发病第 5 天胸部 CT 示：双肺散在多发结节状、斑片状磨玻璃样密度影，边缘不清，以胸膜下分布为著（图 4-6A1～E1）；发病第 9 天胸部 CT 示：双肺病灶较前增多，部分实变，小叶内间隔较前增厚（图 4-6A2～E2）。

病例 4-7（图 4-7A1～E1、图 4-7A2～E2）

　　患者，男，30 岁。因"发热、咳嗽 4 天，伴畏寒、肌肉酸痛、头晕"入院，有疫区接触史。入院时体温 39.1℃，病程最高体温 39.1℃，高峰期为发病第 11 天。入院血常规：白细胞总数 5.25×10⁹/L、淋巴细胞计数 2.64×10⁹/L、C- 反应蛋白＜10mg/L。经广州 CDC 咽拭子新型冠状病毒核酸检测阳性确诊。分别于发病第 7 天（图 4-7A1～E1）、发病第 11 天（图 4-7A2～E2）行胸部 CT 检查。

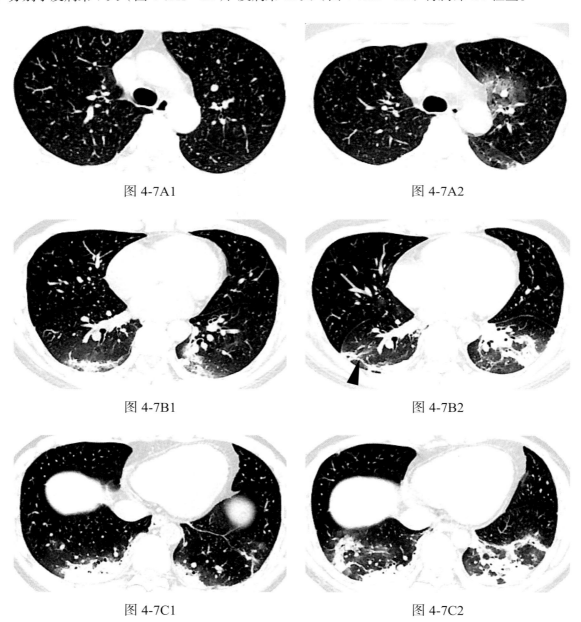

图 4-7A1　　　　　　　　　　　　　　　　图 4-7A2

图 4-7B1　　　　　　　　　　　　　　　　图 4-7B2

图 4-7C1　　　　　　　　　　　　　　　　图 4-7C2

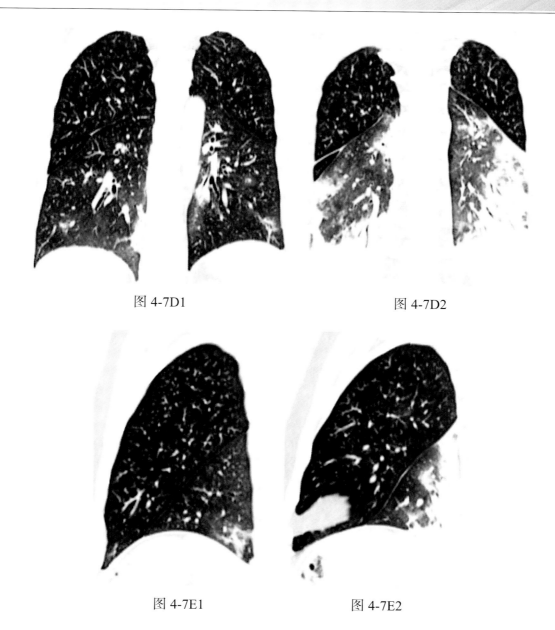

图 4-7D1　　　　　　　　　　　　　　图 4-7D2

图 4-7E1　　　　　　　　　　　　　　图 4-7E2

　　发病第 7 天胸部 CT 示：双肺下叶多发斑片状磨玻璃样密度影及条片影，部分实变，边缘不清，密度不均，以胸膜下分布为著（图 4-7A1～E1）；发病第 11 天胸部 CT 示：双肺病灶较前增多，大部分实变，可见胸膜下线（图 4-7B2 黑箭头）（图 4-7A2～E2）。

病例 4-8（图 4-8A1～E1、图 4-8A2～E2）

患者，女，50 岁。因"咳嗽 3 天，发热 1 天"入院，有疫区接触史。入院时体温 38.0℃，病程最高体温 39.0℃，高峰期为发病第 9 天。入院血常规：白细胞总数 $4.35×10^9$/L、淋巴细胞计数 $1.44×10^9$/L、C- 反应蛋白 12.16mg/L。经广州 CDC 咽拭子新型冠状病毒核酸检测阳性确诊。分别于发病第 5 天（图 4-8A1～E1）、第 9 天（图 4-8A2～E2）行胸部 CT 检查。

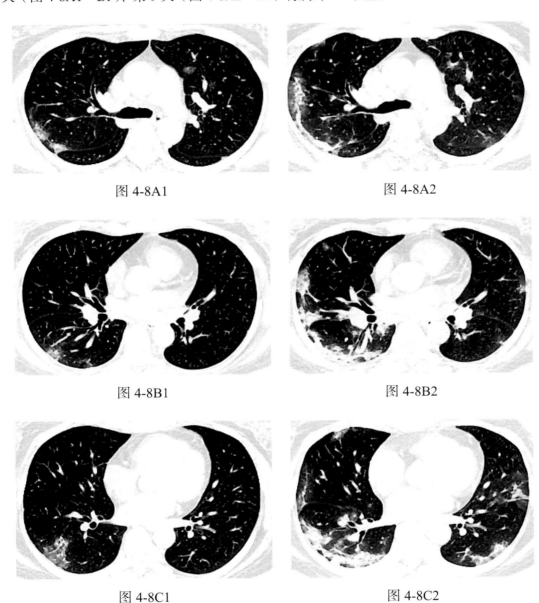

图 4-8A1

图 4-8A2

图 4-8B1

图 4-8B2

图 4-8C1

图 4-8C2

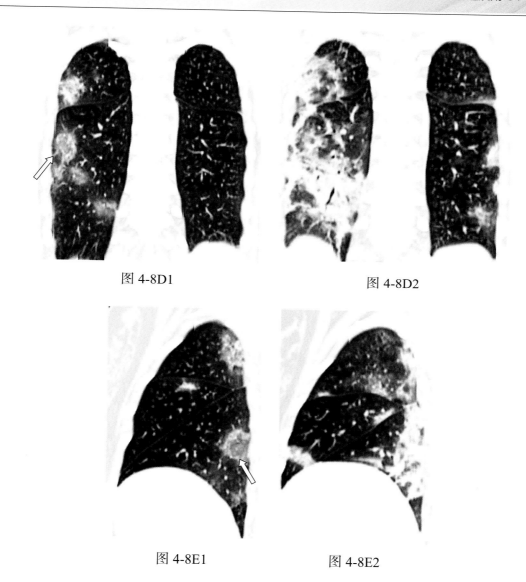

图 4-8D1　　　　　　　　　　　　　图 4-8D2

图 4-8E1　　　　　　　　　　　　　图 4-8E2

　　发病第 5 天胸部 CT 示：右肺及左肺上叶多发斑片状磨玻璃样密度影，部分病灶周围可见环状密度增高影，呈"反晕征"（图 4-8D1、E1 空箭），密度不均，边缘不清，以胸膜下分布为著（图 4-8A1～E1）；发病第 9 天胸部 CT 示：双肺病灶较前增多，可见胸膜下线（图 4-8A2～E2）。

病例 4-9（图 4-9A1～E1、图 4-9A2～E2）

患者，女，39 岁。因"发热 6 天"入院，有疫区接触史。入院时体温 36.7℃，病程最高体温 38.0℃，高峰期为发病第 12 天。入院血常规：白细胞总数 $4.83×10^9/L$、淋巴细胞计数 $1.11×10^9/L$、C 反应蛋白＜10mg/L。经广州 CDC 咽拭子新型冠状病毒核酸检测阳性确诊。分别于发病第 9 天（图 4-9A1～E1）、第 12 天（图 4-9A2～E2）行胸部 CT 检查。

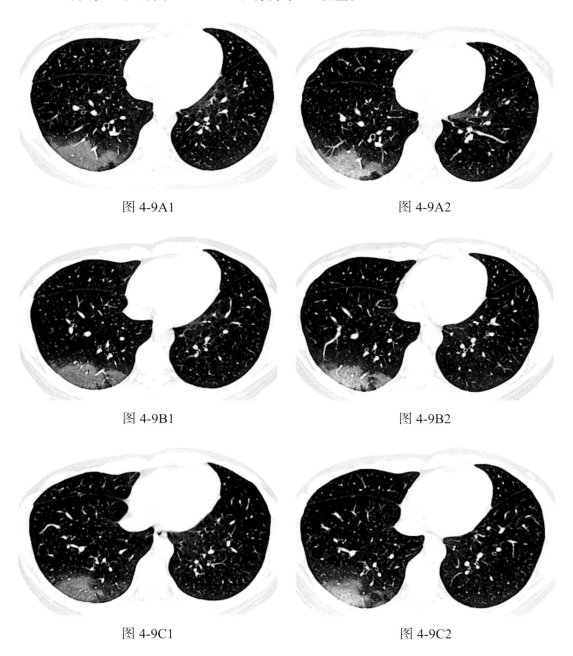

图 4-9A1   图 4-9A2

图 4-9B1   图 4-9B2

图 4-9C1   图 4-9C2

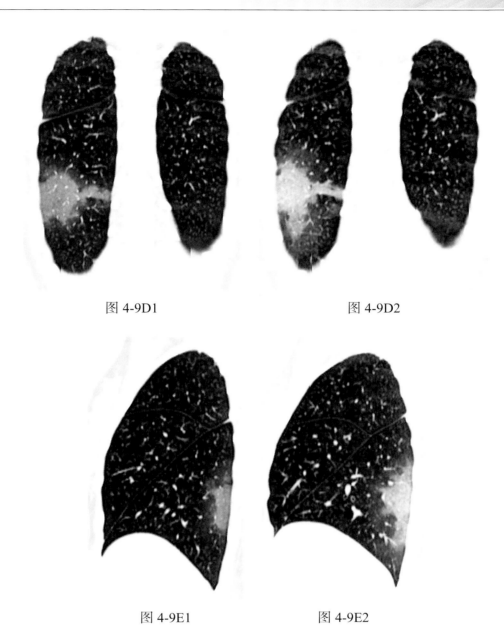

图 4-9D1　　　　　　　　　图 4-9D2

图 4-9E1　　　　　　　　　图 4-9E2

　　发病第 9 天胸部 CT 示：右肺下叶斑片状磨玻璃样密度影，边缘不清（图 4-9A1～E1）；发病第 12 天胸部 CT 示：右肺下叶病灶范围较前增大，密度较前增高，小叶内间隔较前增厚，并趋于实变（图 4-9A2～E2）。

病例 4-10（图 4-10A1～E1、图 4-10A2～E2）

患者，男，70 岁。因"发热、咳嗽 8 天，伴畏寒、肌肉酸痛、乏力"入院，有疫区及新型冠状病毒确诊患者密切接触史。入院时体温 37.8℃，病程最高体温 38.3℃，高峰期为发病第 15 天。入院血常规：白细胞总数 7.05×10^9/L、淋巴细胞计数 0.56×10^9/L、C- 反应蛋白 92.82mg/L。经广州 CDC 咽拭子新型冠状病毒核酸检测阳性确诊。分别于发病第 11 天（图 4-10A1～E1）、第 15 天（图 4-10A2～E2）行胸部CT 检查。

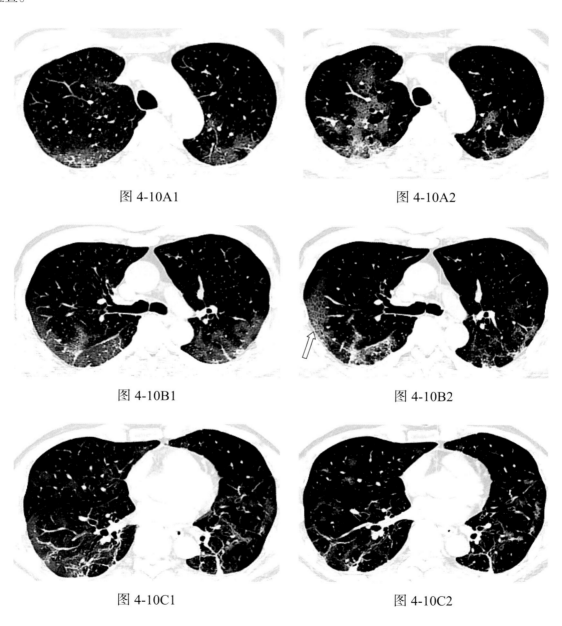

图 4-10A1　　　　　　　　　　　图 4-10A2

图 4-10B1　　　　　　　　　　　图 4-10B2

图 4-10C1　　　　　　　　　　　图 4-10C2

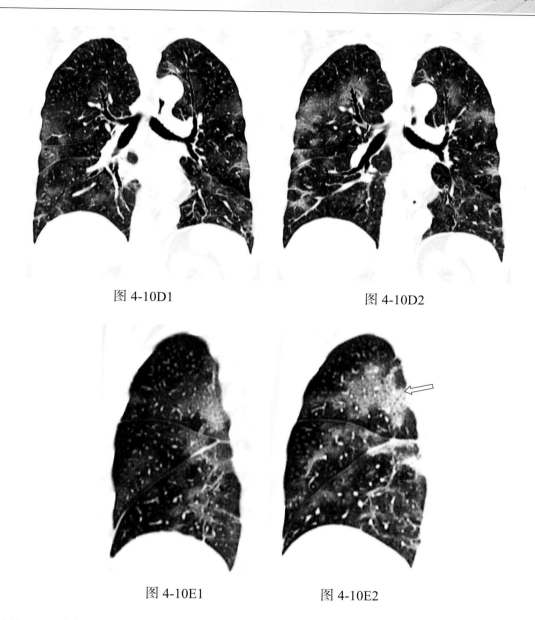

图 4-10D1　　　　　　　　　　　　　　图 4-10D2

图 4-10E1　　　　　　　　图 4-10E2

　　发病第 11 天胸部 CT 示：双肺多发斑片状磨玻璃样密度影及条索影，边缘不清，密度不均，以双肺下叶为著，部分小叶内间隔增厚（图 4-10A1～E1）；发病第 15 天胸部 CT 示：双肺病灶较前增多，部分实变，小叶间隔及小叶内间隔较前增厚，可见"铺路石征"（图 4-10B2、E2 空箭），病灶邻近胸膜增厚（图 4-10A2～E2）。

病例 4-11（图 4-11A1～E1、图 4-11A2～E2）

患者，女，64 岁。因"发热 8 天"入院，有新型冠状病毒肺炎疑似患者接触史。入院时体温 38.2℃，病程最高体温 39.1℃，高峰期为发病第 13 天。入院血常规：白细胞总数 3.48×10⁹/L、淋巴细胞计数 1.56×10⁹/L、C- 反应蛋白 25.68mg/L。经广州 CDC 咽拭子新型冠状病毒核酸检测阳性确诊。分别于发病第 10 天（图 4-11A1～E1）、第 13 天（图 4-11A2～E2）行胸部 CT 检查。

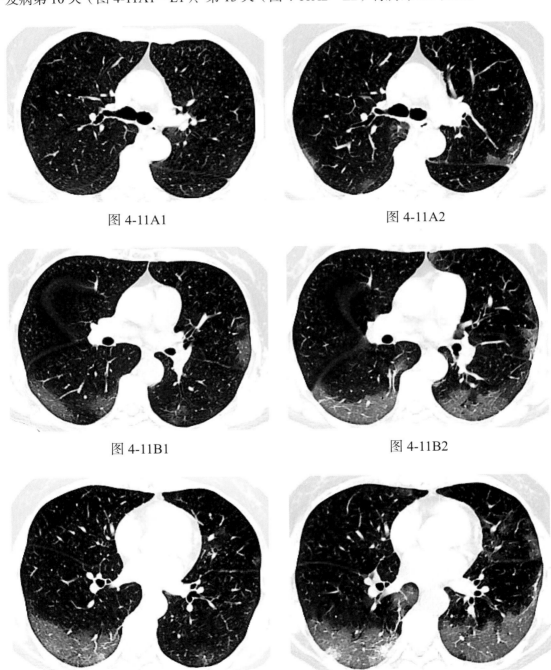

图 4-11A1 　　　　　　　　　　　　图 4-11A2

图 4-11B1 　　　　　　　　　　　　图 4-11B2

图 4-11C1 　　　　　　　　　　　　图 4-11C2

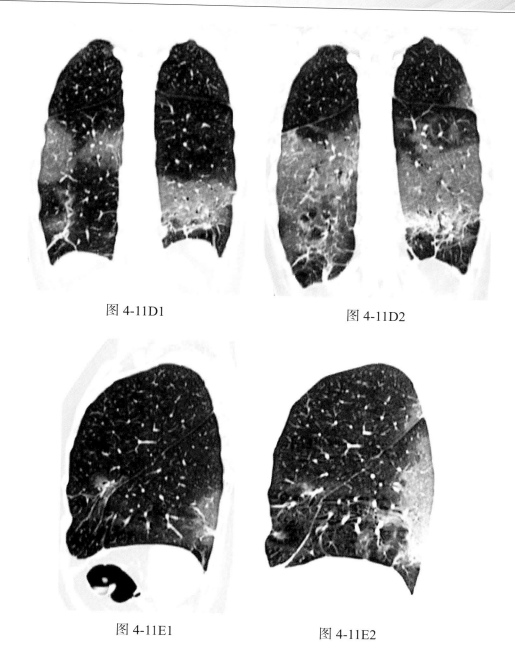

图 4-11D1 　　　　　　　　　　　　 图 4-11D2

图 4-11E1 　　　　　　　　　　　　 图 4-11E2

　　发病第 10 天胸部 CT 示：双肺多发斑片状磨玻璃样密度影及条索影，边缘不清，密度不均，以双肺下叶为著（图 4-11A1～E1）；发病第 13 天胸部 CT 示：双肺病灶较前增多，部分实变，可见胸膜下线（图 4-11A2～E2）。

病例 4-12（图 4-12A1～E1、图 4-12A2～E2）

患者，男，58 岁。因"咳嗽、咳痰 7 天，发热 1 天"入院，有疫区接触史。入院时体温 38.5℃，病程最高体温 39.0℃，高峰期为发病第 15 天。入院血常规：白细胞总数 2.61×10^9/L、淋巴细胞计数 0.53×10^9/L、C- 反应蛋白 74.43mg/L。经广州 CDC 咽拭子新型冠状病毒核酸检测阳性确诊。分别于发病第 10 天（图 4-12A1-E1）、第 15 天（图 4-12A2～E2）行胸部 CT 检查。

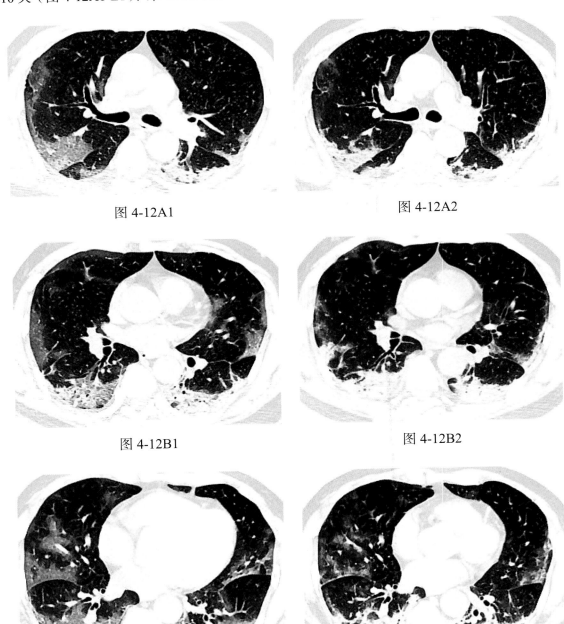

图 4-12A1   图 4-12A2

图 4-12B1   图 4-12B2

图 4-12C1   图 4-12C2

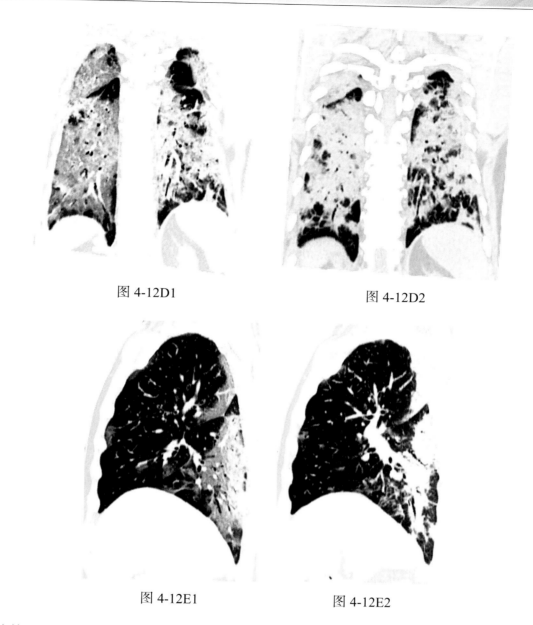

图 4-12D1　　　　　　　　　　　　图 4-12D2

图 4-12E1　　　　　　　　　　　　图 4-12E2

　　发病第 10 天胸部 CT 示：双肺多发斑片状磨玻璃样密度影及实变影，边缘不清，密度不均，以胸膜下分布为著，小叶内间隔增厚（图 4-12A1～E1）；发病第 15 天胸部 CT 示：双肺病灶较前增多，大部分实变，肺容积较前缩小（图 4-12A2～E2）。

第 5 章　COVID-19 重症、危重症的胸部影像表现

　　新型冠状病毒肺炎（COVID-19）的传染性极强，部分病例病情进展迅速，出现呼吸衰竭、多脏器功能不全或衰竭，病情严重者可以导致死亡。

　　根据新型冠状病毒感染的肺炎诊疗方案（试行第七版）：

一、符合下列任何一条为重症

1. 呼吸窘迫，RR≥30 次 / 分；
2. 静息状态下，指氧饱和度≤93%；
3. 动脉血氧分压（PaO_2）/ 吸氧浓度（FiO_2）≤300mmHg；
4. 肺部影像学显示 24～48 小时内病灶明显进展＞50% 者。

二、符合下列任何一条为危重症

1. 出现呼吸衰竭，且需要机械通气；
2. 出现休克；
3. 合并其他器官功能衰竭需 ICU 监护治疗。

　　本章旨在通过展示重症与危重症病例的临床及动态胸部 CT 影像表现，提高对重症及危重症新型冠状病毒肺炎的胸部影像表现的认识。

　　重症及危重症病例的胸部 CT 特点：

　　双肺多发磨玻璃样密度影及实变影，磨玻璃样密度影内血管影可增粗，实变影内可见"空气支气管征"，可伴支气管扩张；常见小叶间隔、小叶内间隔及胸膜下间质增厚；部分病情严重者，双肺大部分可受累，呈类"白肺"或"白肺"；极少部分患者可见少量胸腔积液。

病例 5-1（图 5-1A～L）

　　患者，女，60 岁，因"反复发热、咳嗽 7 天"入院，无疫区接触史，无发热病人接触史。入院时体温 38.6℃，病程中最高体温 39℃。实验室检查：外周血白细胞总数 4.58×10⁹/L、淋巴细胞计数 1.05×10⁹/L、C- 反应蛋白 30.75mg/L、氧合指数 245mmHg。经广州 CDC 咽拭子新型冠状病毒核酸检测阳性确诊。分别于入院第 2 天（发病第 8 天）、第 7 天（发病第 13 天）、第 14 天（发病第 20 天）行胸部 CT 检查，如图 5-1A～L 所示。

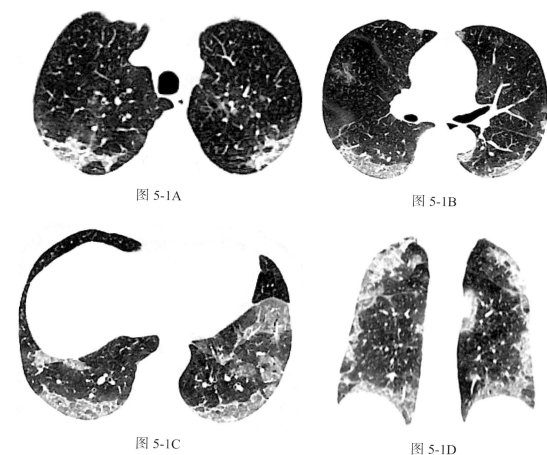

图 5-1A　　　　　　　　　　　　　　　　图 5-1B

图 5-1C　　　　　　　　　　　　　　　　图 5-1D

　　入院第 2 天（发病第 8 天），双肺多发磨玻璃样密度影，以胸膜下分布为主（图 5-1A～D）。

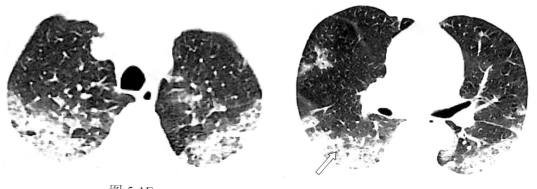

图 5-1E　　　　　　　　　　　　　　　　图 5-1F

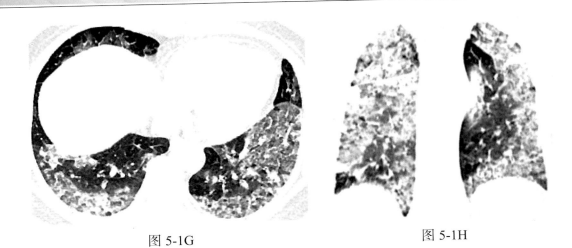

图 5-1G　　　　　　　　　　　　　　　　图 5-1H

　　入院第 7 天（发病第 13 天），患者经过抗感染、退热、鼻导管低流量吸氧等治疗后，症状较前加重；胸部 CT 示双肺多发病灶密度较前增高，小叶间隔增厚（空箭）（图 5-1E～G）。

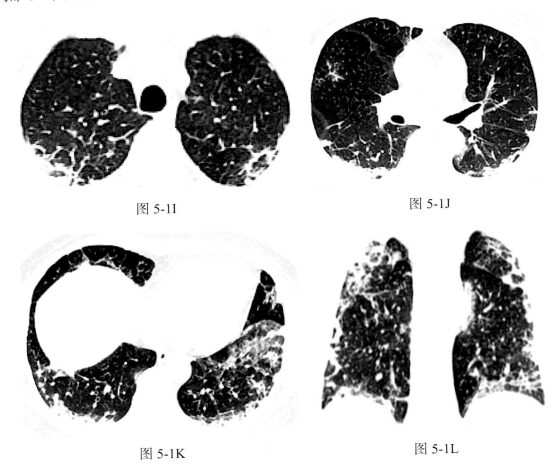

图 5-1I　　　　　　　　　　　　　　　　图 5-1J

图 5-1K　　　　　　　　　　　　　　　　图 5-1L

　　入院第 14 天（发病第 20 天），患者经过抗感染及维持电解质酸碱平衡等治疗后，病情进一步加重；胸部 CT 示双肺病灶增多、范围明显增大（图 5-1I～L）。

病例 5-2（图 5-2A～L）

　　患者，男，59 岁，因"发热 4 天"入院，有疫区接触史。入院时体温：37.9℃。实验室检查：外周血白细胞总数 4.26×10^9/L、淋巴细胞计数 1.36×10^9/L、C- 反应蛋白 12.33mg/L。经广州 CDC 咽拭子新型冠状病毒核酸检测阳性确诊。分别于入院第 4 天（发病第 7 天）、第 6 天（发病第 9 天）、第 16 天（发病第 19 天）行胸部 CT 检查，如图 5-2A～L 所示。

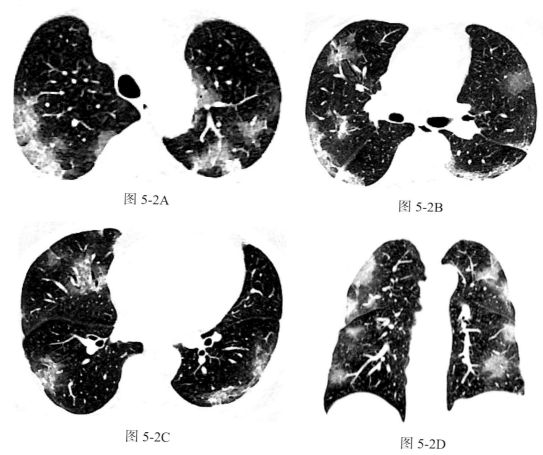

图 5-2A

图 5-2B

图 5-2C

图 5-2D

　　入院第 4 天（发病第 7 天），双肺多发磨玻璃样密度影及实变影，以胸膜下分布为主（图 5-2A～D）。

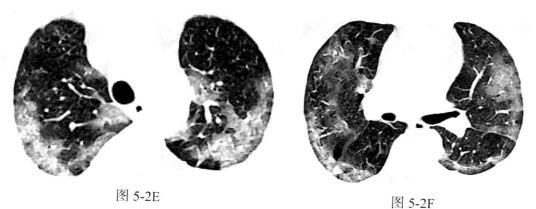

图 5-2E

图 5-2F

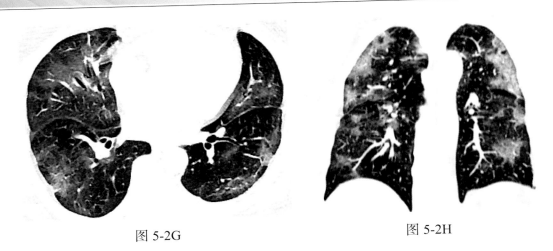

图 5-2G   图 5-2H

入院第 6 天（发病第 9 天），患者经过高频湿化辅助通气、抗感染、消炎及营养支持治疗，症状未见明显好转；双肺多发磨玻璃样密度影，可见部分实变，病灶范围较前增大（图 5-2E～H）。

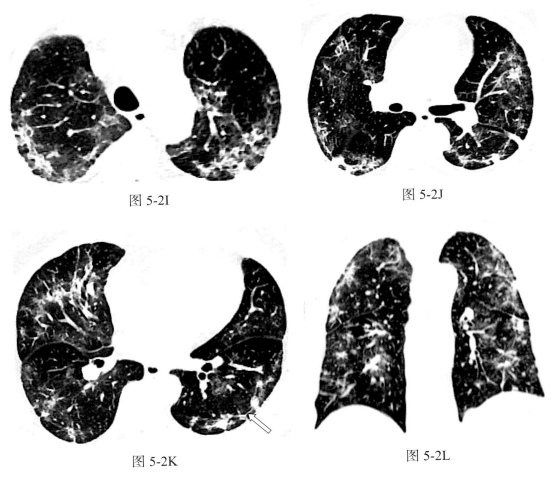

图 5-2I   图 5-2J

图 5-2K   图 5-2L

入院第 16 天（发病第 19 天），患者经过抗感染、抗病毒、提高免疫力、高频湿化辅助通气治疗，症状较前明显好转；双肺多发病灶范围较前减小，局部密度较前增高，小叶间隔增厚，并见胸膜下线（空箭）（图 5-2I～L）。

病例 5-3（图 5-3A～L）

患者，男，62 岁，因"发热、咳嗽、咳痰 10 余天"入院，有疫区接触史。入院时体温 37.9℃，病程中最高体温 39℃。实验室检查：外周血白细胞总数 $8.91 \times 10^9/L$、淋巴细胞计数 $0.48 \times 10^9/L$、C-反应蛋白 50.27mg/L、D- 二聚体 1870μg/L。经广州 CDC 咽拭子新型冠状病毒核酸检测阳性确诊。分别于入院第 2 天、第 7 天、第 15 天行胸部 CT 检查，如图 5-3A～L 所示。

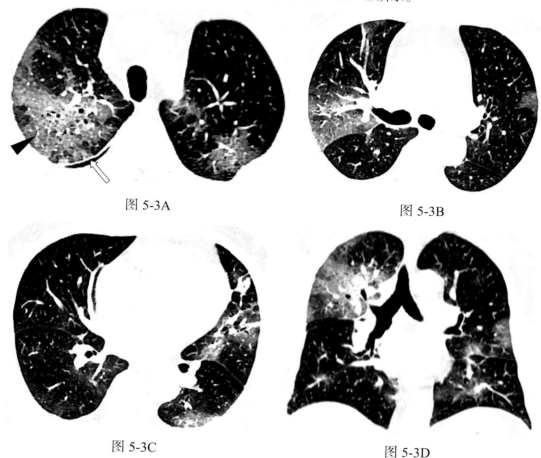

图 5-3A　　　　　　　　　　　　　图 5-3B

图 5-3C　　　　　　　　　　　　　图 5-3D

入院第 2 天，双肺多发磨玻璃样密度影，右肺上叶为甚，小叶内间隔增厚（黑箭），右侧斜裂增厚（空箭）（图 5-3A～D）。

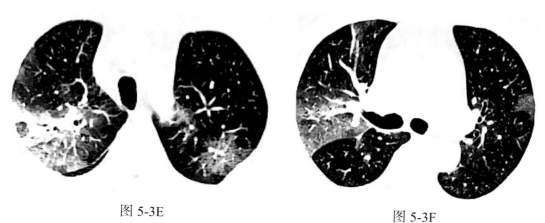

图 5-3E　　　　　　　　　　　　　图 5-3F

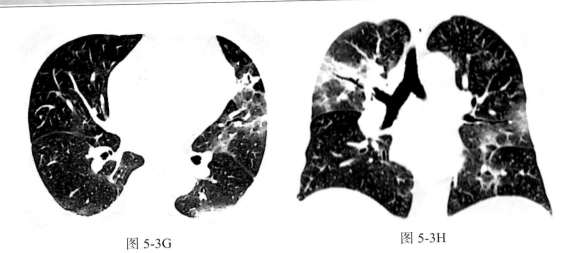

图 5-3G   图 5-3H

入院第 7 天，经过高频湿化辅助通气、抗病毒治疗后，患者临床症状较前好转；双肺病灶较前减少、范围较前减小，局部密度较前增高（图 5-3E～H）。

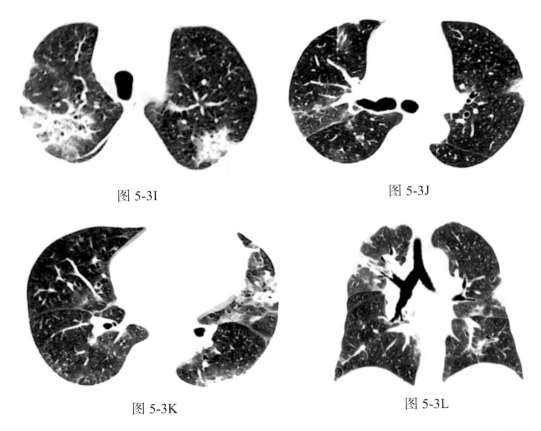

图 5-3I   图 5-3J

图 5-3K   图 5-3L

入院第 15 天，经过高频湿化辅助通气、抗病毒治疗后，患者临床症状较前进一步好转；双肺病灶较前减少、范围较前减小（图 5-3I～L）。

病例 5-4（图 5-4A～J）

　　患者，男，72 岁，因"与新型冠状病毒肺炎疑似病例患者接触 5 天"入院。入院时体温 37.7℃。实验室检查：外周血白细胞总数 11.5×10^9/L、淋巴细胞计数 0.89×10^9/L、C- 反应蛋白 34.2mg/L、D-二聚体 1520μg/L。经广州 CDC 咽拭子新型冠状病毒核酸检测阳性确诊。分别于入院第 2 天、第 7 天行胸部 CT 检查，如图 5-4A～J 所示。

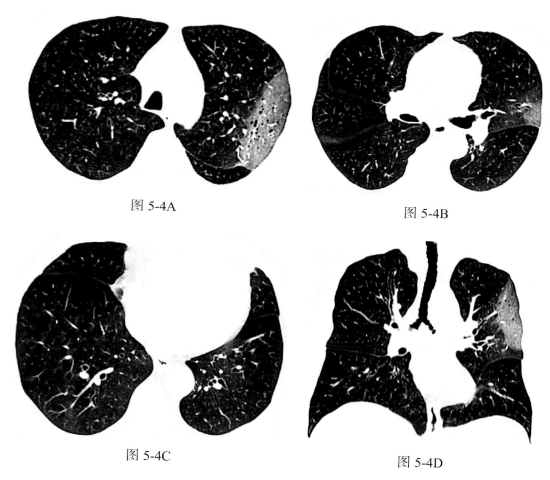

图 5-4A

图 5-4B

图 5-4C

图 5-4D

　　入院第 2 天，胸部 CT 示左肺上叶胸膜下见磨玻璃样密度影，左肺上叶容积缩小（图 5-4A～D）。

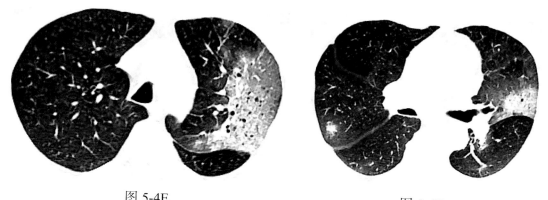

图 5-4E

图 5-4F

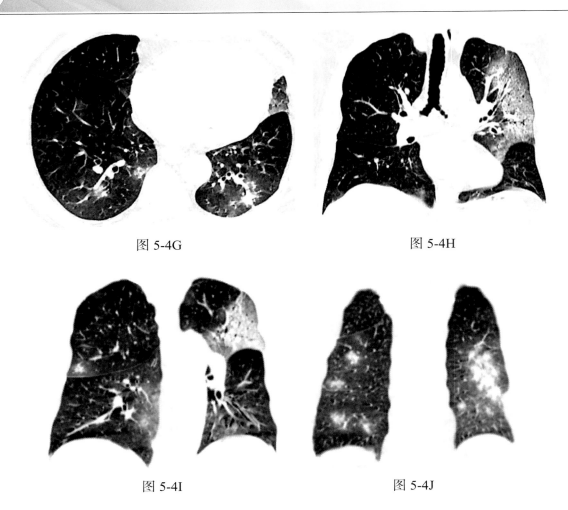

图 5-4G　　　　　　　　　　　　　　　图 5-4H

图 5-4I　　　　　　　　　　　　　　　图 5-4J

　　入院第 7 天，患者经过高流量氧疗、联合抗感染、抗炎、冲击治疗及对症治疗，患者病情较前明显加重；胸部 CT 示双肺上叶及下叶新增多发磨玻璃样密度影及实变影，病灶仍以左肺上叶为甚，且左肺上叶容积缩小（图 5-4E～J）。

病例 5-5（图 5-5A～L）

　　患者，男，58 岁，因"与新型冠状病毒肺炎疑似病例患者接触 9 天"入院。入院时体温 38℃。实验室检查：外周血白细胞总数 6.69×10⁹/L、淋巴细胞计数 2.14×10⁹/L、C- 反应蛋白 25.1mg/L。经广州 CDC 咽拭子新型冠状病毒核酸检测阳性确诊。分别于入院第 3 天、第 6 天、第 9 天行胸部 CT 检查，如图 5-5A～L 所示。

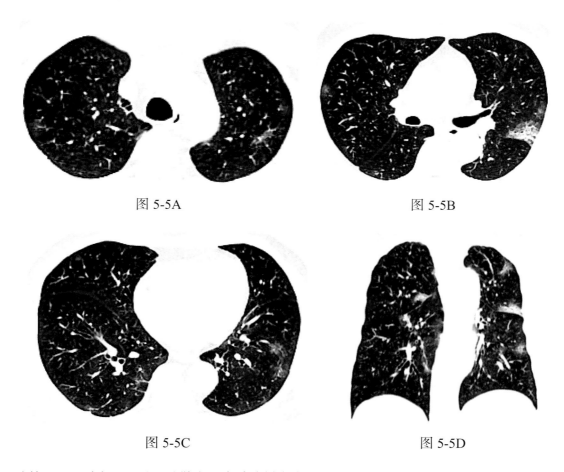

图 5-5A　　　　　　　　　　　　　　　　　　图 5-5B

图 5-5C　　　　　　　　　　　　　　　　　　图 5-5D

　　入院第 3 天，胸部 CT 示双肺散在见磨玻璃样密度影，以胸膜下分布为主（图 5-5A～D）。

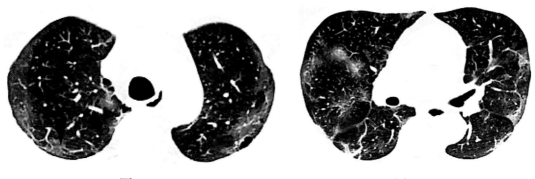

图 5-5E　　　　　　　　　　　　　　　　　　图 5-5F

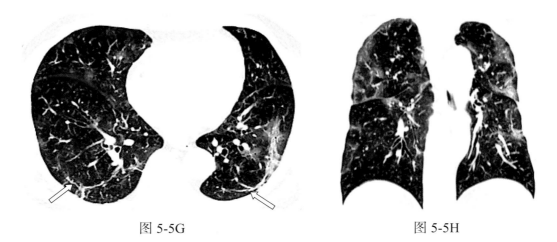

图 5-5G　　　　　　　　　　　　　　　　图 5-5H

　　入院第 6 天，患者经过低流量鼻导管吸氧、抗感染、抗炎、提高免疫力治疗，病情较前加重；胸部 CT 示双肺病灶较前增多、增大，小叶间隔增厚（黑箭），可见胸膜下线（空箭）（图 5-5E～H）。

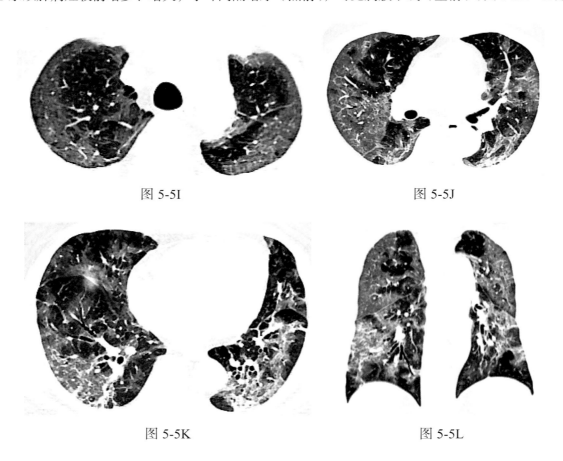

图 5-5I　　　　　　　　　　　　　　　　图 5-5J

图 5-5K　　　　　　　　　　　　　　　　图 5-5L

　　入院第 9 天，患者转入 ICU，经过高流量湿化氧疗仪辅助呼吸、调整抗感染方案等治疗，病情较前进一步加重；胸部 CT 示双肺病灶较前增多、增大，小叶间隔及小叶内间隔增厚较前明显（图 5-5I～L）。

病例 5-6（图 5-6A～L）

　　患者，女，62 岁，因"咽痛、发热 4 天"入院。有疫区接触史。入院时体温 37.0℃。实验室检查：外周血白细胞总数 4.97×10⁹/L、淋巴细胞计数 0.70×10⁹/L、C- 反应蛋白 26.47mg/L、*D*- 二聚体 410μg/L。经广州 CDC 咽拭子新型冠状病毒核酸检测阳性确诊。分别于入院第 1 天（发病第 6 天）、第 5 天（发病第 10 天）、第 12 天（发病第 17 天）行胸部 CT 检查，如图 5-6A～L 所示。

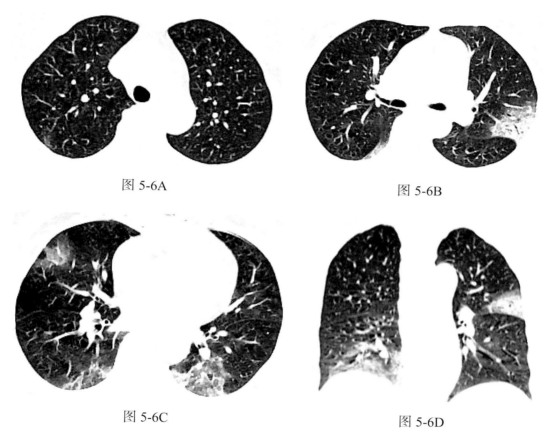

图 5-6A　　　　　　　　　　　　　　　图 5-6B

图 5-6C　　　　　　　　　　　　　　　图 5-6D

　　入院第 1 天（发病第 6 天），胸部 CT 示双肺多发磨玻璃样密度影，部分实变，局部小叶间隔增厚（图 5-6A～D）。

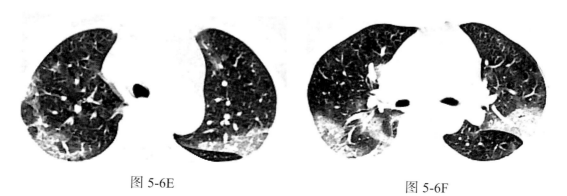

图 5-6E　　　　　　　　　　　　　　　图 5-6F

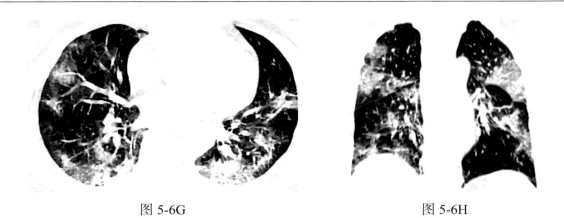

图 5-6G   图 5-6H

入院第 5 天（发病第 10 天），患者经过抗感染、中流量吸氧治疗，症状较前加重，胸部 CT 示双肺病灶较前增多、增大，部分实变（图 5-6E～H）。

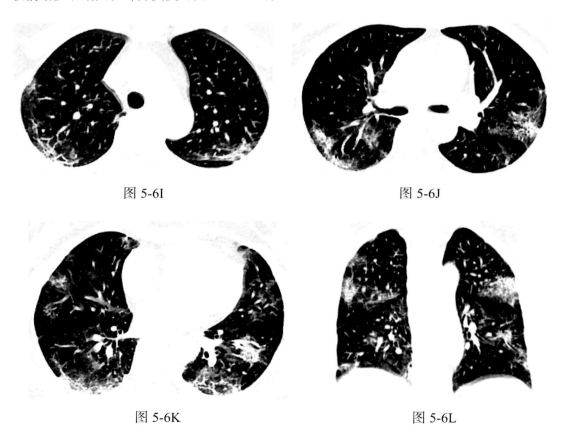

图 5-6I   图 5-6J

图 5-6K   图 5-6L

入院第 12 天（发病第 17 天），患者经过抗感染、抗炎、高 - 中流量吸氧治疗，症状较前好转，胸部 CT 示双肺多发病灶较前减少，小叶间隔增厚（图 5-6I～L）。

病例 5-7（图 5-7A～L）

　　患者，女，61 岁，因"咳嗽、咳痰 11 天，发热 2 天"入院。有疫区接触史。入院时体温 36.5℃。病程中最高体温 38.4℃。实验室检查：外周血白细胞总数 4.29×10⁹/L、淋巴细胞计数 1.07×10⁹/L、C-反应蛋白 63.66mg/L、*D*-二聚体 1460μg/L。经广州 CDC 咽拭子新型冠状病毒核酸检测阳性确诊。分别于入院第 2 天（发病第 13 天）、第 8 天（发病第 19 天）、第 17 天（发病第 28 天）行胸部 CT 检查，如图 5-7A～L 所示。

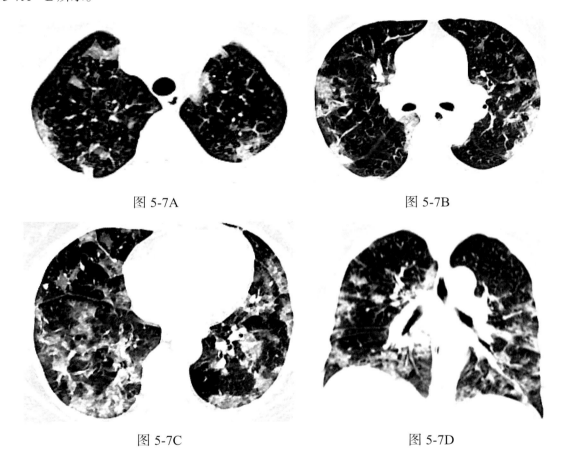

图 5-7A　　　　　　　　　　　　　图 5-7B

图 5-7C　　　　　　　　　　　　　图 5-7D

　　入院第 2 天（发病第 13 天），胸部 CT 示双肺多发磨玻璃样密度影及实变影，小叶间隔增厚（图 5-7A～D）。

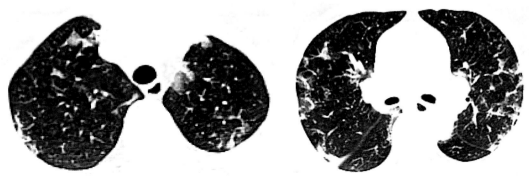

图 5-7E　　　　　　　　　　　　　图 5-7F

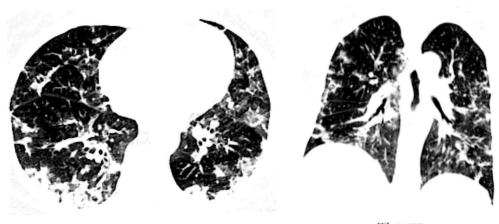

图 5-7G   图 5-7H

　　入院第 8 天（发病第 19 天），患者经过高频湿化辅助通气、抗感染、抗真菌、抗炎及抗病毒治疗，症状较前好转，胸部 CT 示双肺病灶较前减少、减小（图 5-7E～H）。

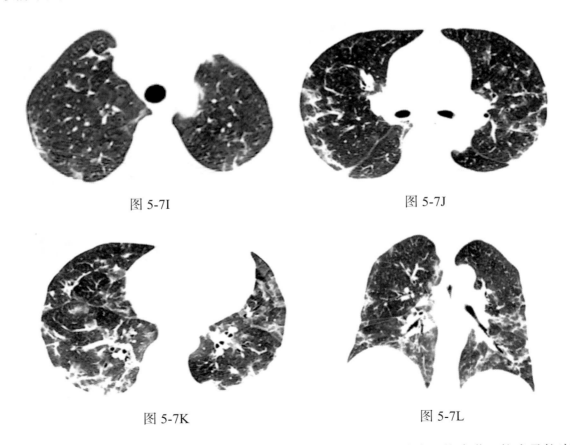

图 5-7I   图 5-7J

图 5-7K   图 5-7L

　　入院第 17 天（发病第 28 天），患者继续高频湿化辅助通气、抗感染、抗真菌、抗炎及抗病毒治疗，症状较前好转，胸部 CT 示双肺病灶较前进一步减少、减小（图 5-7I～L）。

病例 5-8（图 5-8A～K）

患者，男，65 岁，因"发热 11 天，腹泻 5 天，活动后气促 3 天"入院。入院时体温 37.5℃，病程中体温 39.2℃。实验室检查：外周血白细胞总数 4.39×10⁹/L、淋巴细胞计数 0.47×10⁹/L、C- 反应蛋白 108.8mg/L。经广州 CDC 咽拭子新型冠状病毒核酸检测阳性确诊。分别于入院第 4 天（发病第 15 天）、入院第 12 天（发病第 23 天）行胸部 CT 检查；入院第 16 天（发病第 27 天）、入院第 18 天（发病第 29 天）、入院第 24 天（发病第 35 天）行床边胸部摄片，如图 5-8A～K 所示。

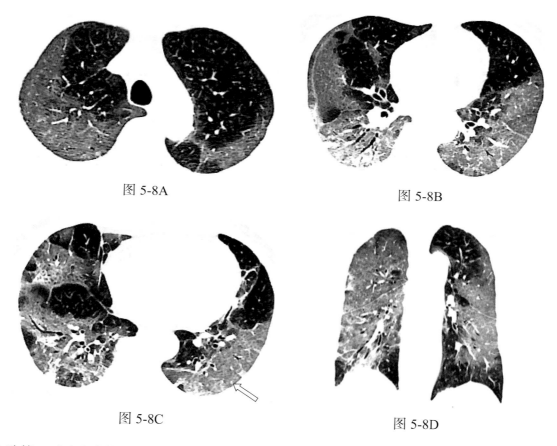

图 5-8A　　　　　　　　　　　　　　　　图 5-8B

图 5-8C　　　　　　　　　　　　　　　　图 5-8D

入院第 4 天（发病第 15 天），胸部 CT 示双肺广泛磨玻璃样密度影及实变影（其内见"空气支气管征"），小叶间隔及小叶内间隔增厚，形成"铺路石征"（空箭），另见胸膜下线（图 5-8A～D）。

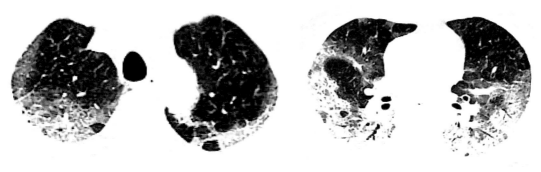

图 5-8E　　　　　　　　　　　　　　　　图 5-8F

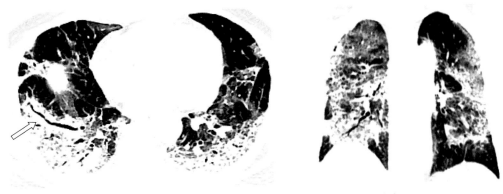

图 5-8G　　　　　　　　　　　　图 5-8H

入院第 12 天（发病第 23 天），患者经过呼吸机辅助通气、联合抗感染治疗，症状较前加重；胸部 CT 示双肺病灶密度较前增高，局部形成实变影，可见"空气支气管征"（空箭）、"铺路石征"（黑箭）（图 5-8E～H）。

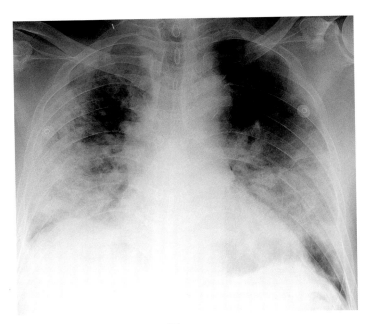

图 5-8I

入院第 16 天（发病第 27 天），患者床边胸部摄片示：双肺多发斑片影，双肺下叶为著（图 5-8I）。

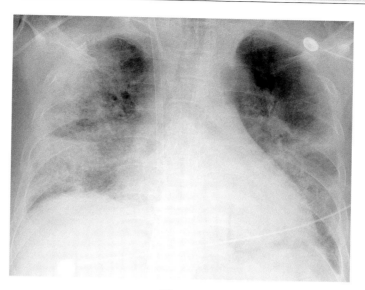

图 5-8J

入院第 18 天（发病第 29 天），患者症状较前加重，复查床边胸片示：双肺病灶较前加重（图 5-8J）。

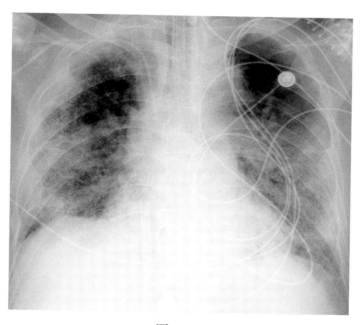

图 5-8K

入院第 24 天（发病第 35 天），患者症状较前稍好转，复查床边胸片示：双肺病灶较前吸收（图 5-8K）。

病例 5-9（图 5-9A～K）

患者，女，55 岁，因 "发热 2 天" 入院。入院时体温：38℃，病程中体温 38.1℃。实验室检查：外周血白细胞总数 6.29×10⁹/L、淋巴细胞计数 2.09×10⁹/L、C- 反应蛋白 20.37mg/L、D- 二聚体 1090μg/L。经广州 CDC 咽拭子新型冠状病毒核酸检测阳性确诊。分别于入院第 1 天（发病第 3 天）、第 6 天（发病第 8 天）行胸部 CT 检查；入院第 9 天（发病第 11 天）、第 14 天（发病第 16 天）、第 17 天（发病第 19 天）行床边胸部摄片，如图 5-9A～K 所示。

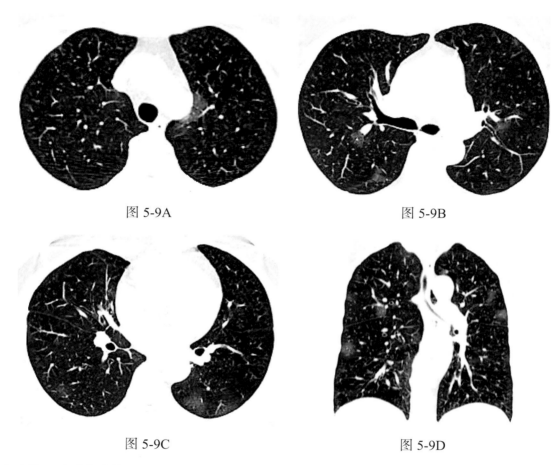

图 5-9A   图 5-9B

图 5-9C   图 5-9D

入院第 1 天（发病第 3 天），患者胸部 CT 示：双肺散在磨玻璃样密度影（图 5-9A～D）。

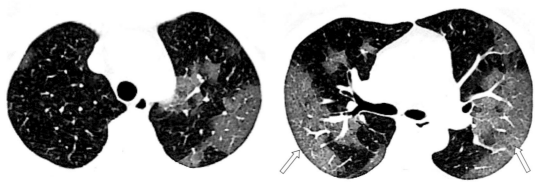

图 5-9E   图 5-9F

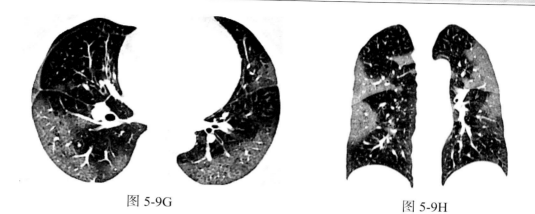

图 5-9G　　　　　　　　　　　　　　　图 5-9H

　　入院第 6 天（发病第 8 天），患者经过高流量面罩吸氧、抗病毒、抗感染、抗炎治疗，症状较前加重，转入 ICU；胸部 CT 示：双肺病灶较前增多、增大，范围增加超过 50%，小叶内间隔增厚，可见"铺路石征"（空箭）（图 5-9E～H）。

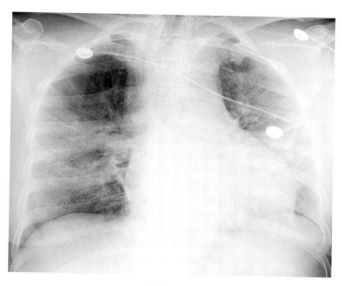

图 5-9I

　　入院第 9 天（发病第 11 天），患者病情加重，查床边胸部摄片示：双肺多发斑片状密度增高影（图 5-9I）。

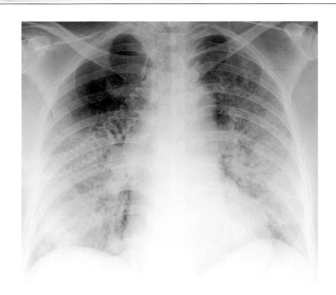

图 5-9J

入院第 14 天（发病第 16 天），患者症状较前略好转，床边胸片示：双肺下叶病灶较前略加重（图 5-9J）。

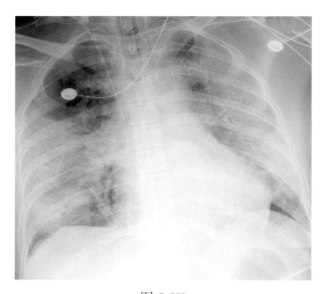

图 5-9K

入院第 17 天（发病第 19 天），患者症状未见明显改善，床边胸片示：双肺病灶较前加重，双肺呈类"白肺"改变（图 5-9K）。

第 6 章　首次核酸检测阴性 COVID-19 胸部 CT 表现

采集鼻、咽拭子标本进行新型冠状病毒（SARS-CoV-2）核酸检测是目前确诊新型冠状病毒感染的主要方法之一，该方法样本采集操作相对简便、特异性高，但其灵敏度较低，据报道，目前其阳性检出率仅为 30%～50%，远低于 CT 检查（76.4%）。导致核酸检测阳性检出率低的原因，可能与鼻、咽拭子标本病毒载量以及核酸检测试剂盒的质量有关，当采集标本病毒载量低时，在 PCR 检测上其拷贝数低于试剂盒能检测的下限或者试剂盒检测出来数据不稳定，则可能会产生假阴性的结果，目前我院已经加做肛拭子新型冠状病毒核酸检测，以提高核酸检测的阳性检出率。当新型冠状病毒核酸检测阴性时，应加做胸部 CT 检查，根据胸部 CT 的特征性影像学表现，可提示病毒性肺炎，以达到早发现、早诊断、早隔离、早治疗的目的。

广州市第八人民医院首次核酸检测阴性的胸部 CT 特点：双肺多发磨玻璃样密度影，以胸膜下分布为著，其内可伴增粗血管影，可伴肺实变、小叶间隔增厚、肺组织纤维化；胸腔积液、纵隔及肺门淋巴结肿大少见。

病例 6-1（图 6-1A～J）

患者，女，64 岁，无疫区接触史，2020 年 1 月 20 日与家人外出聚餐，次日出现发热，体温最高 38.5℃，伴有头痛及全身酸痛，无畏寒、寒战，无咳嗽、咳痰，无胸闷气促，2020 年 1 月 21 日于外院行 CT 检查，考虑"肺炎"，经治疗 1 周无改善，仍有发热，体温波动于 37.5～38.5℃，于 2020 年 1 月 29 日入住我院。入院时体温 38.2℃，呼吸 18 次 / 分，外周血白细胞总数 $3.48×10^9$/L，C- 反应蛋白 25.68mg/L，中性粒细胞计数 $1.50×10^9$/L，淋巴细胞计数 $1.56×10^9$/L，血小板 $134×10^9$/L，血氧饱和度 97.5%。前 3 次咽拭子新型冠状病毒核酸检测阴性，第 4 次经广州市 CDC 咽拭子新型冠状病毒核酸检测阳性确诊。2020 年 1 月 30 日胸部 CT 示，双肺多发斑片状磨玻璃样密度影。

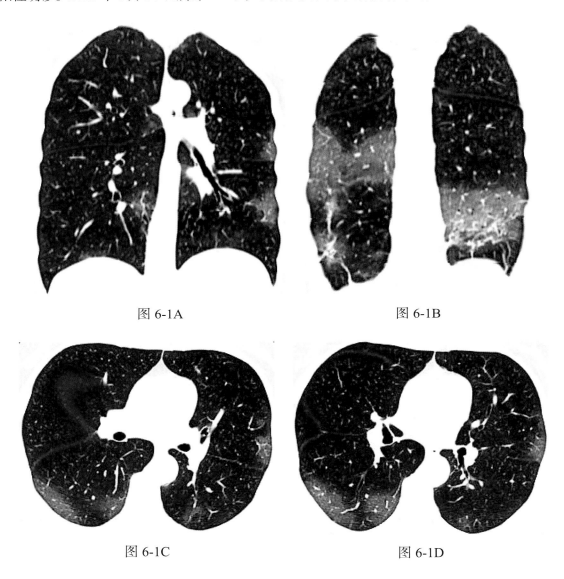

图 6-1A　　　　　　　　　　图 6-1B

图 6-1C　　　　　　　　　　图 6-1D

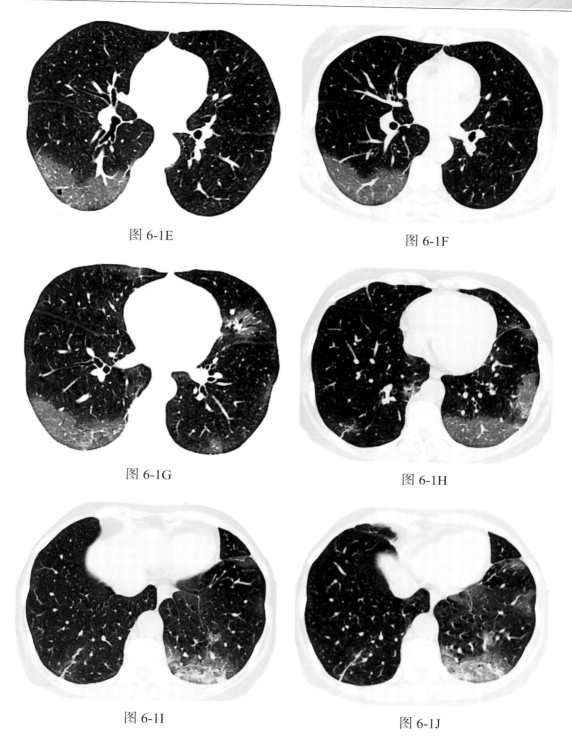

图 6-1E

图 6-1F

图 6-1G

图 6-1H

图 6-1I

图 6-1J

　　CT 提示双肺多发斑片状磨玻璃样密度影（图 6-1A～J）。磨玻璃样密度影以胸膜下分布为主，磨玻璃样密度影内可见增粗血管影（图 6-1F、H），可见小叶间隔及小叶内间隔增厚，胸膜下可见垂直于胸膜的肺索带影（图 6-1J）。

病例 6-2（图 6-2A～J）

患者，女，65 岁，有疫区接触史，2010 年 1 月 24 日无明显诱因出现发热、畏寒，随于外院就诊，体温 37.8℃，经治疗无好转，于 2020 年 1 月 30 日入住我院。入院时体温 37.7℃，呼吸 18 次 / 分，外周血白细胞总数 2.54×10^9/L，C- 反应蛋白 20.09mg/L，中性粒细胞计数 1.25×10^9/L，淋巴细胞计数 0.93×10^9/L，血小板 147×10^9/L，血氧饱和度 96.4%。首次咽拭子新型冠状病毒核酸检测阴性，第二次经广州市 CDC 咽拭子新型冠状病毒核酸检测阳性确诊。2020 年 1 月 31 日胸部 CT 示，双肺多发磨玻璃样密度影及片状密度增高影。

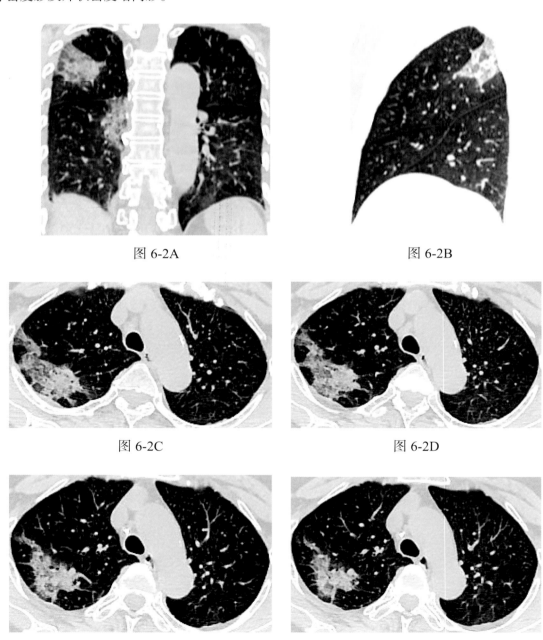

图 6-2A

图 6-2B

图 6-2C

图 6-2D

图 6-2E

图 6-2F

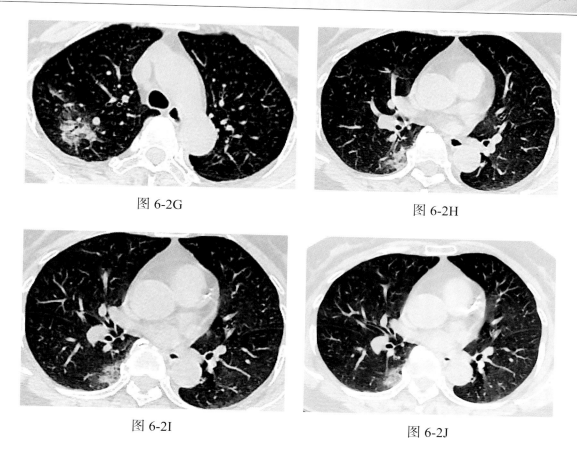

图 6-2G   图 6-2H

图 6-2I   图 6-2J

CT 提示右肺上叶后段片状实变影，内可见 "空气支气管征"（图 6-2C～G）。右肺下叶内基底段小片状密度增高影，可见 "铺路石征"（图 6-2H～J）

病例 6-3（图 6-3A～J）

患者，女，63 岁，有疫区接触史，2020 年 1 月 28 日无明显诱因出现咽部不适、咳痰，无发热，无胸闷气促，无恶心呕吐，无腹胀腹痛。因其丈夫确诊新型冠状病毒肺炎，遂于 2020 年 1 月 30 日入住我院。入院时体温 36.6℃，呼吸 18 次 / 分，外周血白细胞总数 $5.08×10^9$/L，C- 反应蛋白 2.73mg/L，中性粒细胞计数 $2.54×10^9$/L，淋巴细胞计数 $2.09×10^9$/L，血小板 $154×10^9$/L，血氧饱和度 95.9%。首次咽拭子新型冠状病毒核酸检测阴性，第二次经广州市 CDC 咽拭子新型冠状病毒核酸检测阳性确诊。2020 年 1 月 31 日胸部 CT 示，双肺多发磨玻璃样密度影。

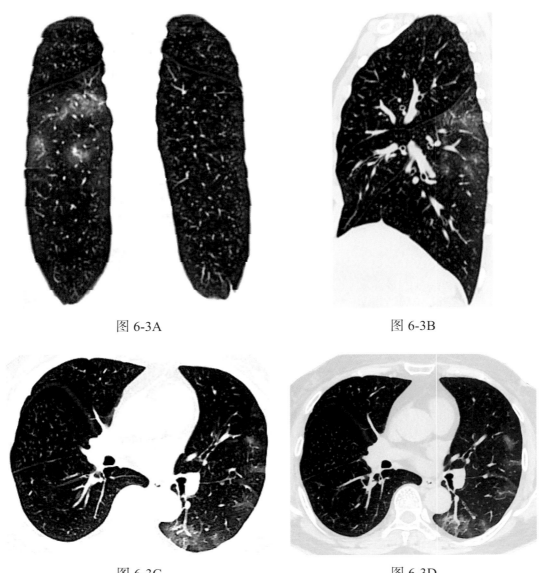

图 6-3A

图 6-3B

图 6-3C

图 6-3D

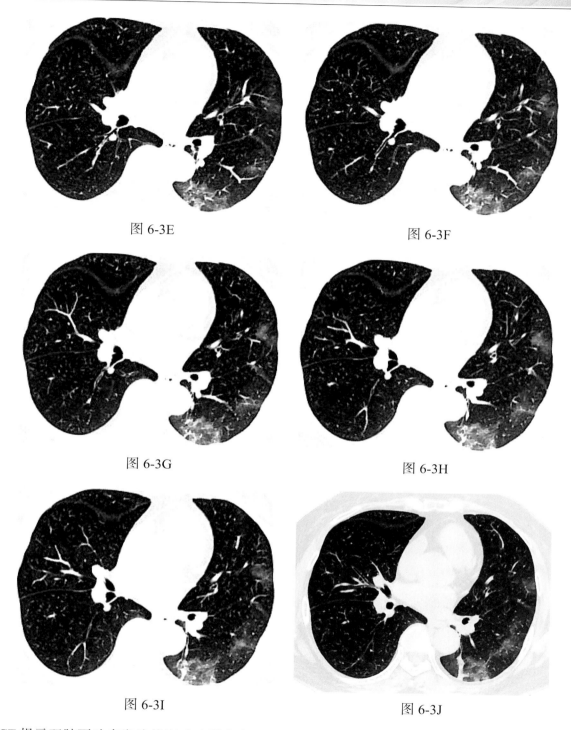

图 6-3E

图 6-3F

图 6-3G

图 6-3H

图 6-3I

图 6-3J

CT 提示双肺下叶多发片状磨玻璃样密度影（图 6-3A～J），病灶内见增粗血管影（图 6-3D），小叶内间隔增厚，可见"反晕征"（图 6-3E～I），左肺下叶背侧可见肺索带影（图 6-3J）。

病例 6-4（图 6-4A～J）

患者，男，26 岁，有疫区接触史，2020 年 1 月 20 日无明显诱因出现咽痛、咳嗽，发热，经外院治疗后好转，2020 年 1 月 26 日无明显诱因再次发热，外院 CT 提示"双肺多发炎症"，于 2020 年 1 月 28 日入住我院。入院时体温 38.5℃，呼吸 18 次 / 分，外周血白细胞总数 3.60×10⁹/L，C- 反应蛋白 5.3mg/L，中性粒细胞计数 1.26×10⁹/L，淋巴细胞计数 1.98×10⁹/L，血小板 191×10⁹/L ，血氧饱和度 97.6%。首次咽拭子新型冠状病毒核酸检测阴性，第二次经广州市 CDC 咽拭子新型冠状病毒核酸检测阳性确诊。2020 年 1 月 31 日胸部 CT 示，双肺多发磨玻璃样密度影。

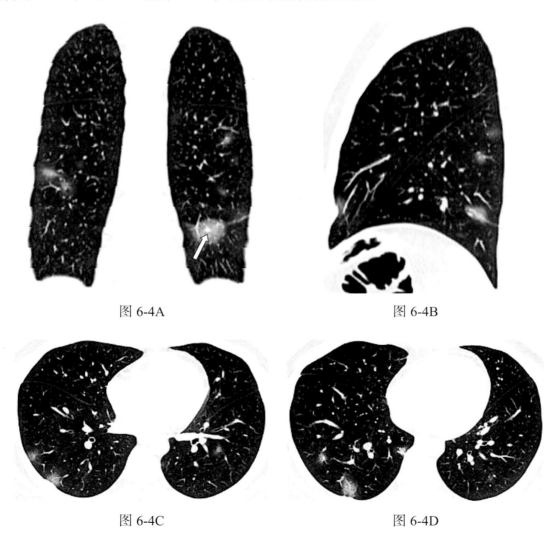

图 6-4A   图 6-4B

图 6-4C   图 6-4D

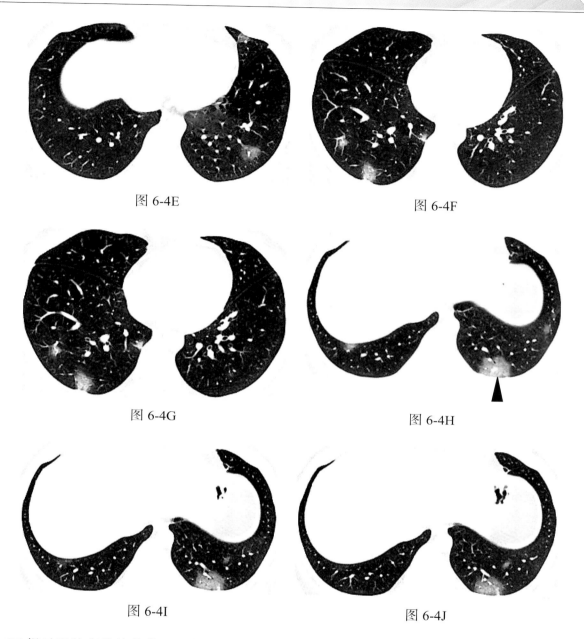

图 6-4E

图 6-4F

图 6-4G

图 6-4H

图 6-4I

图 6-4J

　　CT 提示双肺多发结节状、斑片状磨玻璃样密度影，内可见小叶中心结构增厚（图 6-4A 空箭、图 6-4H 黑箭头），病灶以胸膜下分布为主（图 6-4A～J）。

病例 6-5（图 6-5A～J）

患者，女，54 岁，有疫区接触史，2020 年 1 月 22 日无明显诱因出现乏力，伴头痛、全身肌肉酸痛，有咳嗽、咳痰，伴活动后轻微气促，伴有发热，自测体温 37.7℃。外院胸片提示"肺部感染"，于 2020 年 1 月 24 日入住我院。入院时体温 36.1℃，呼吸 21 次 / 分，外周血白细胞总数 6.77×10^9/L，C-反应蛋白 15.11mg/L，中性粒细胞计数 3.88×10^9/L，淋巴细胞计数 2.42×10^9/L，血小板 246×10^9/L，血氧饱和度 99%。首次咽拭子新型冠状病毒核酸检测阴性，第二次经广州市 CDC 咽拭子新型冠状病毒核酸检测阳性确诊。2020 年 1 月 25 日胸部 CT 示，双肺多发磨玻璃样密度影。

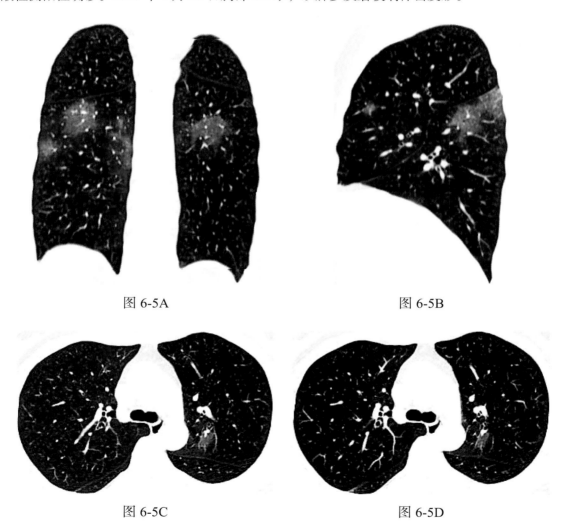

图 6-5A

图 6-5B

图 6-5C

图 6-5D

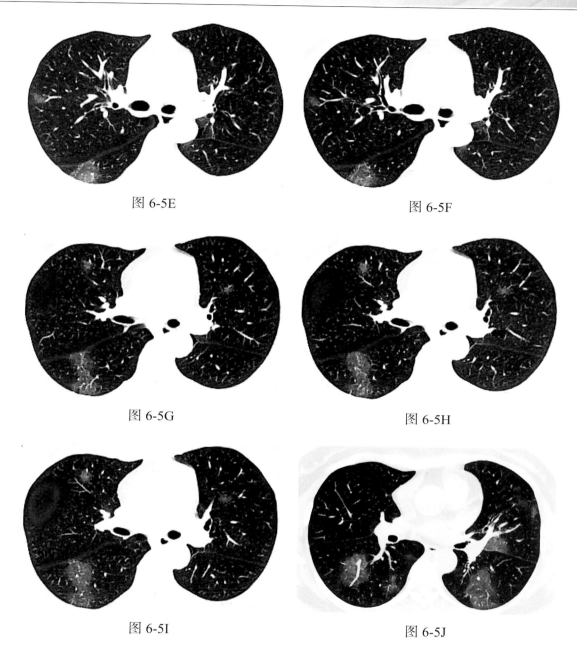

图 6-5E

图 6-5F

图 6-5G

图 6-5H

图 6-5I

图 6-5J

CT 提示双肺多发斑片状磨玻璃样密度影，病灶内见增粗血管影（图 6-5J）。

病例 6-6（图 6-6A～J）

患者，男，57 岁，有疫区接触及新型冠状病毒肺炎患者密切接触史，2020 年 1 月 26 日无明显诱因出现畏寒、发热，自测体温 37.5℃。于 2020 年 2 月 1 日入住我院。入院时体温 37℃，呼吸 20 次 / 分，外周血白细胞总数 6.77×10⁹/L，C- 反应蛋白 18.50mg/L，中性粒细胞计数 5.28×10⁹/L，淋巴细胞计数 0.95×10⁹/L，血小板 101×10⁹/L，血氧饱和度 99.6%。首次咽拭子新型冠状病毒核酸检测阴性，第二次经广州市 CDC 咽拭子新型冠状病毒核酸检测阳性确诊。2020 年 2 月 5 日胸部 CT 示，双肺多发磨玻璃样密度影。

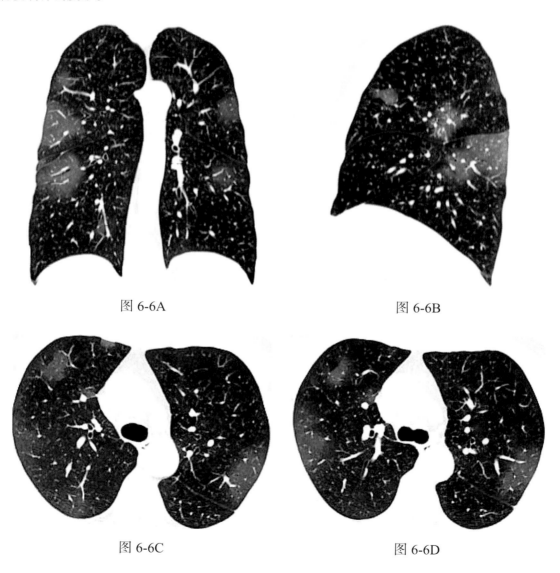

图 6-6A

图 6-6B

图 6-6C

图 6-6D

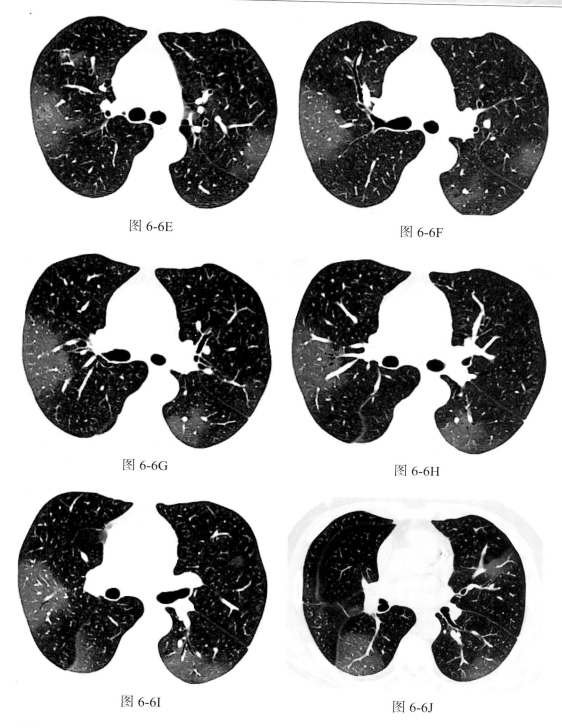

图 6-6E

图 6-6F

图 6-6G

图 6-6H

图 6-6I

图 6-6J

CT 提示双肺多发斑片状磨玻璃样密度影，病灶内见增粗血管影（图 6-6J）。

病例 6-7（图 6-7A～J）

患者，男，70 岁，有疫区及新型冠状病毒肺炎患者接触史，于 2020 年 1 月 20 日无明显诱因出现咳嗽、发热，自测体温 38.3℃。于 2020 年 1 月 28 日入住我院。入院时体温：37.8℃，呼吸：18 次 / 分，外周血白细胞总数：7.05×10⁹/L，C- 反应蛋白 92.82mg/L，中性粒细胞计数 6.21×10⁹/L，淋巴细胞计数 0.56×10⁹/L，血小板 175×10⁹/L，血氧饱和度 92.5%。首次咽拭子新型冠状病毒核酸检测阴性，第二次经广州市 CDC 咽拭子新型冠状病毒核酸检测阳性确诊。2020 年 1 月 30 日胸部 CT 示，双肺多发磨玻璃样密度影。

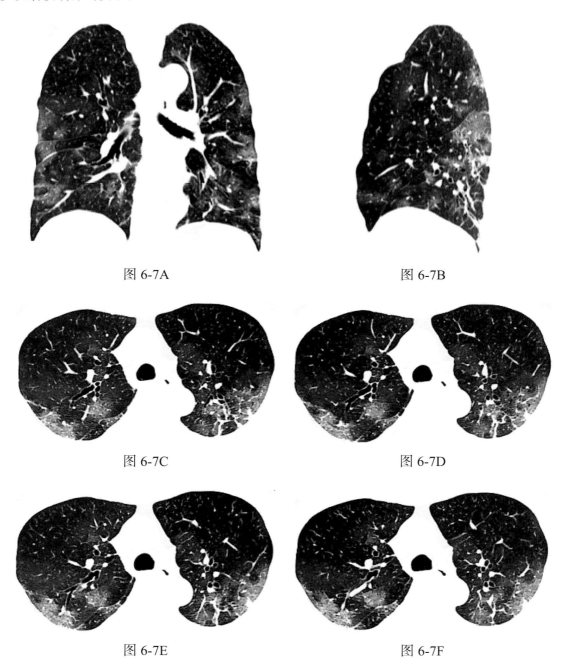

图 6-7A　　　　　　　　　　　　图 6-7B

图 6-7C　　　　　　　　　　　　图 6-7D

图 6-7E　　　　　　　　　　　　图 6-7F

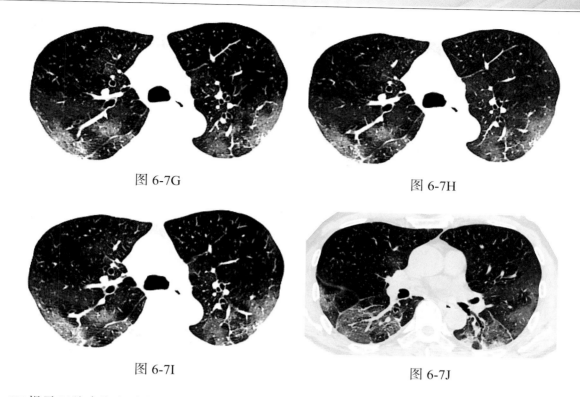

图 6-7G

图 6-7H

图 6-7I

图 6-7J

　　CT 提示双肺多发斑片状磨玻璃样密度影及条索状密度增高影，其内可见小叶间隔、小叶内间隔及胸膜下间质增厚（图 6-7J）。

病例 6-8（图 6-8A～J）

患者，女，62 岁，有疫区接触史，于 2020 年 2 月 1 日无明显诱因出现咳嗽、发热，自测体温 38.3 ℃。于 2020 年 2 月 3 日入住我院。入院时体温 39 ℃，呼吸 20 次 / 分，外周血白细胞总数 3.75×10^9/L，C- 反应蛋白 18.67mg/L，中性粒细胞计数 1.97×10^9/L，淋巴细胞计数 1.11×10^9/L，血小板 149×10^9/L，血氧饱和度 99%。前两次咽拭子新型冠状病毒核酸检测阴性，第三次经广州市 CDC 咽拭子新型冠状病毒核酸检测阳性确诊。2020 年 2 月 5 日胸部 CT 示，双肺多发磨玻璃样密度影。

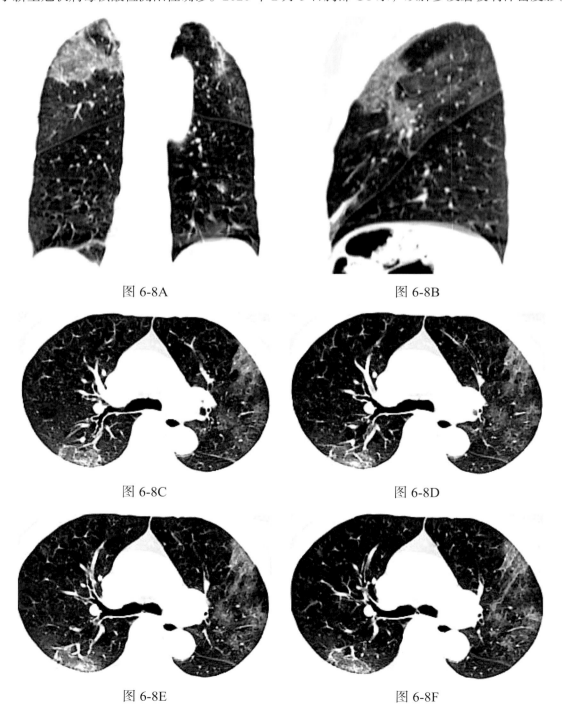

图 6-8A

图 6-8B

图 6-8C

图 6-8D

图 6-8E

图 6-8F

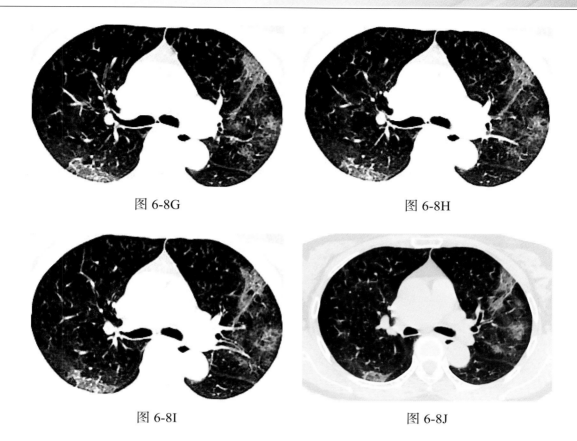

图 6-8G 图 6-8H

图 6-8I 图 6-8J

　　CT 提示双肺多发斑片状磨玻璃样密度影，边缘不清，密度不均，其内可见小叶内间隔增厚（图 6-8A～J），可见"反晕征"（图 6-8J）。

病例 6-9（图 6-9A～J ）

患者，男，43 岁，有疫区接触史，于 2020 年 1 月 22 日无明显诱因出现咳嗽、发热，自测体温 38.2℃。否认华南海鲜市场接触史，否认新型冠状病毒患者接触史，否认周围有类似人群，于 2020 年 2 月 5 日入住我院。入院时体温 37.7℃，呼吸 20 次 / 分，外周血白细胞总数 4.2×10⁹/L，C- 反应蛋白 78.56mg/L，中性粒细胞计数 2.50×10⁹/L，淋巴细胞计数 1.23×10⁹/L，血小板 239×10⁹/L，血氧饱和度 82.9%。前两次咽拭子新型冠状病毒核酸检测阴性，第三次经广州市 CDC 咽拭子新型冠状病毒核酸检测阳性确诊。2020 年 2 月 5 日胸部 CT 示，双肺多发磨玻璃样密度影及多发片状实变影。

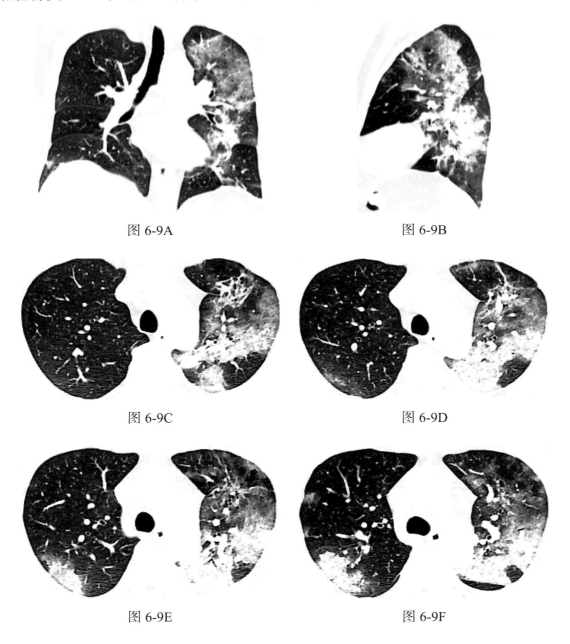

图 6-9A   图 6-9B

图 6-9C   图 6-9D

图 6-9E   图 6-9F

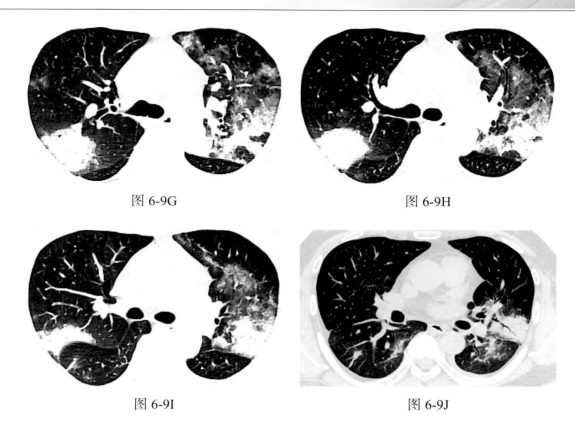

图 6-9G　　　　　　　　　　　　　　图 6-9H

图 6-9I　　　　　　　　　　　　　　图 6-9J

　　CT 提示双肺多发斑片状、片状磨玻璃样密度影及实变影、小叶间隔增厚（图 6-9A～J），实变影内可见"空气支气管征"（图 6-9J）。

病例 6-10（图 6-10A～J）

患者，男，23 岁，有新型冠状病毒肺炎确诊患者密切接触史，无发热、咳嗽，否认华南海鲜市场接触史，于 2020 年 1 月 23 日入住我院。入院时体温 36.3℃，呼吸 18 次 / 分，外周血白细胞总数 4.23×10⁹/L，C- 反应蛋白 18.4mg/L，中性粒细胞计数 2.23×10⁹/L，淋巴细胞计数 1.53×10⁹/L，血小板 187×10⁹/L，血氧饱和度 98%。前四次咽拭子新型冠状病毒核酸检测阴性，第五次经广州市 CDC 咽拭子新型冠状病毒核酸检测阳性确诊。2020 年 1 月 29 日胸部 CT 示，右肺下叶多发磨玻璃样密度影及多发片状实变影。

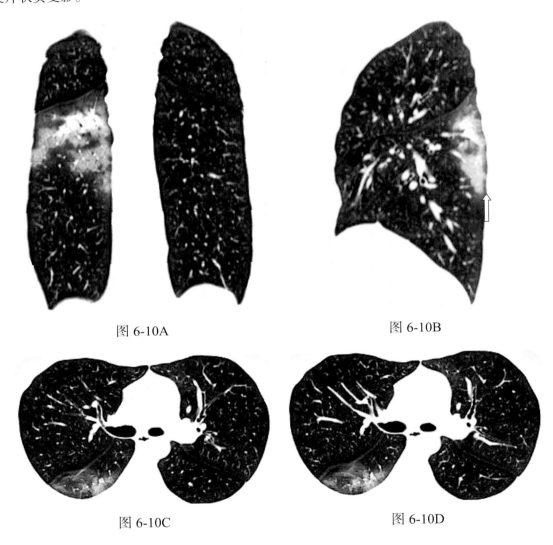

图 6-10A   图 6-10B

图 6-10C   图 6-10D

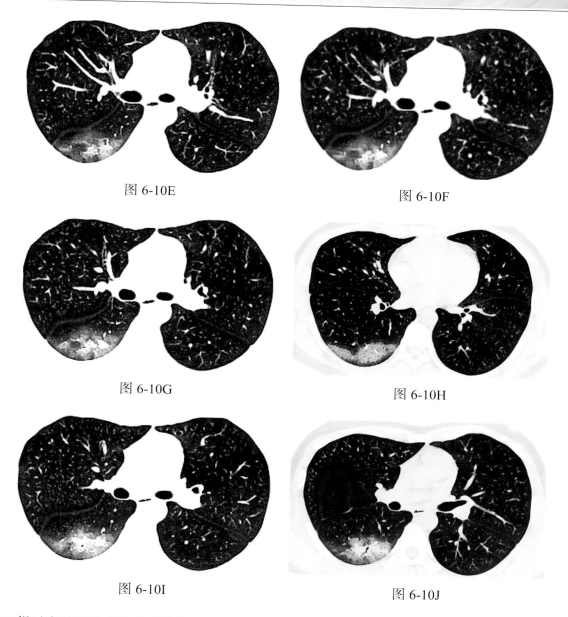

图 6-10E

图 6-10F

图 6-10G

图 6-10H

图 6-10I

图 6-10J

　　CT 提示右肺下叶多发斑片状磨玻璃样密度影，部分实变，病灶与胸膜间见弧形透亮影，呈"月弓征"或"柳叶征"（图 6-10B 空箭），病灶内可见小叶内间隔增厚，呈"铺路石征"（图 6-10H），实变影内可见"空气支气管征"（图 6-10J）。

第7章 SARS-CoV-2 感染首次 CT 阴性者的影像追踪观察

首次胸部 CT 表现为阴性的新型冠状病毒（SARS-CoV-2）感染确诊患者转归有两种情况：

1. 首次胸部 CT 直至达到解除隔离和出院标准时复查胸部 CT 双肺均无异常表现；

2. 随病情发展复查胸部 CT 肺内可以出现病变。

随访中发现首次胸部 CT 阴性患者约占收治病例的 16.89%，其中无症状感染者及轻型患者约占收治病例的 11.86%。

无症状感染者及临床症状轻微者，影像学未见肺炎表现的轻型患者往往容易被忽视，成为潜在的传染源。虽然胸部 CT 检查不能作为确诊的标准，但其检查具有客观、敏感性高及检查快速的优点，而且在新型冠状病毒肺炎（COVID-19）的早期诊断、病情监测、疗效评估和随访中具有非常重要的作用。

目前新型冠状病毒肺炎患者的临床情况比较复杂，在进行病毒核酸检测的同时，应根据患者病情变化及临床需要，进行再次或多次胸部 CT 检查，以利于早发现、早隔离、早治疗，尽量降低无症状感染者或轻型患者的传播机会。

病例 7-1（图 7-1A～L）

　　患者，男，66 岁，因"新型冠状病毒核酸检测阳性 1 天"入院，有疫区接触史。入院时无不适，入院次日开始出现发热，胸闷，最高体温 38.6℃。入院时血常规：白细胞总数 5.41×10⁹/L，嗜中性粒细胞计数 3.71×10⁹/L，淋巴细胞计数 0.98×10⁹/L，C- 反应蛋白＜10mg/L。经广州市 CDC 咽拭子新型冠状病毒核酸检测阳性。入院后患者病情进展迅速，一周后发展为危重型新型冠状病毒肺炎，氧合指数 265mmHg。于发病第 1 天（图 7-1A、B）、第 5 天（图 7-1C、D）、第 8 天（图 7-1E、F）及第 10 天（图 7-1G～L）行胸部 CT 检查。

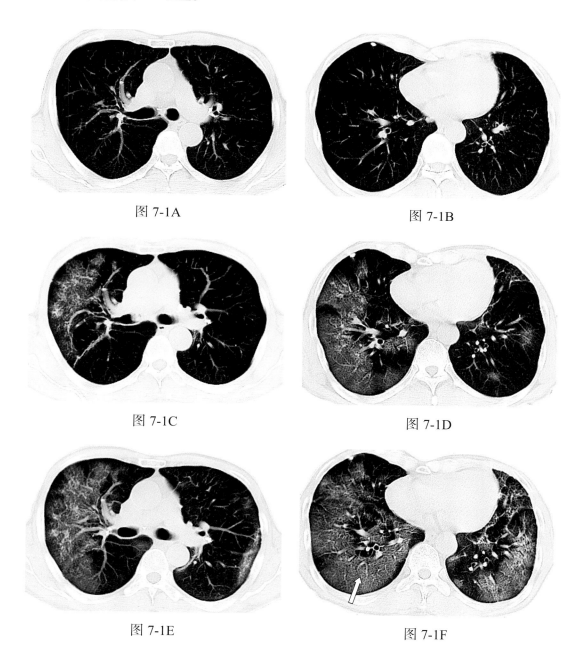

图 7-1A　　　　　　　　　　　图 7-1B

图 7-1C　　　　　　　　　　　图 7-1D

图 7-1E　　　　　　　　　　　图 7-1F

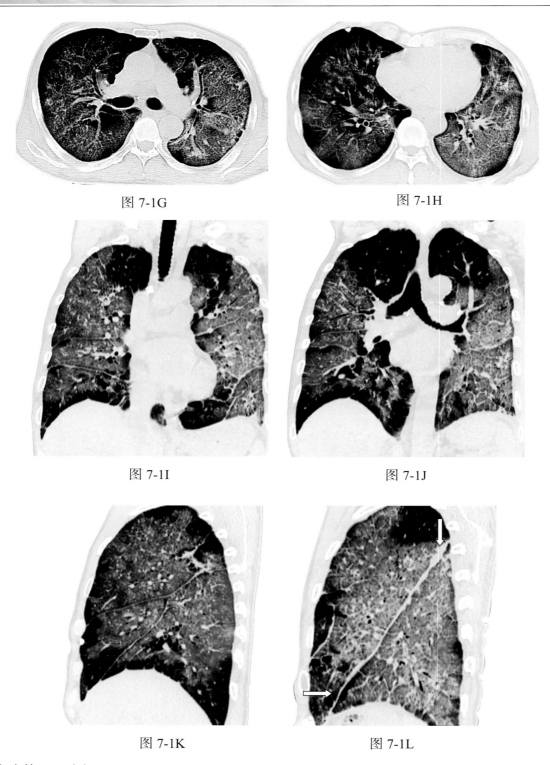

图 7-1G　　　　　　　　　　　　　　　　图 7-1H

图 7-1I　　　　　　　　　　　　　　　　图 7-1J

图 7-1K　　　　　　　　　　　　　　　　图 7-1L

　　发病第 1 天胸部 CT 示双肺未见明显异常（图 7-1A、B）；第 5 天 CT 示双肺多发斑片状磨玻璃样密度影，可见"铺路石征"（图 7-1C、D）；第 8 天 CT 示双肺病变较前加重，可见"铺路石征"（图 7-1E、F 空箭）；第 10 天 CT 示双肺病变较前进一步加重，双肺呈类"白肺"改变（图 7-1G、H）；冠状位及矢状位示双肺病变弥漫分布（图 7-1I~L），可见叶间胸膜增厚（图 7-1L 空箭）。

病例 7-2（图 7-2A～L）

　　患者，男，41 岁，因"发热 3 天"入院，有疫区接触史，3 天前无明显诱因出现发热，最高体温 37.5℃，伴畏寒，间有咳嗽。入院时血常规：白细胞总数 7.19×10^9/L，嗜中性粒细胞计数 5.17×10^9/L，淋巴细胞计数 1.31×10^9/L，C- 反应蛋白＜10mg/L。经广州市 CDC 咽拭子新型冠状病毒核酸检测阳性。于发病第 4 天（图 7-2A、B）、第 10 天（图 7-2C、D）、第 14 天（图 7-2E、F、I、K）及第 18 天（图 7-2G、H、J、L）行胸部 CT 检查。

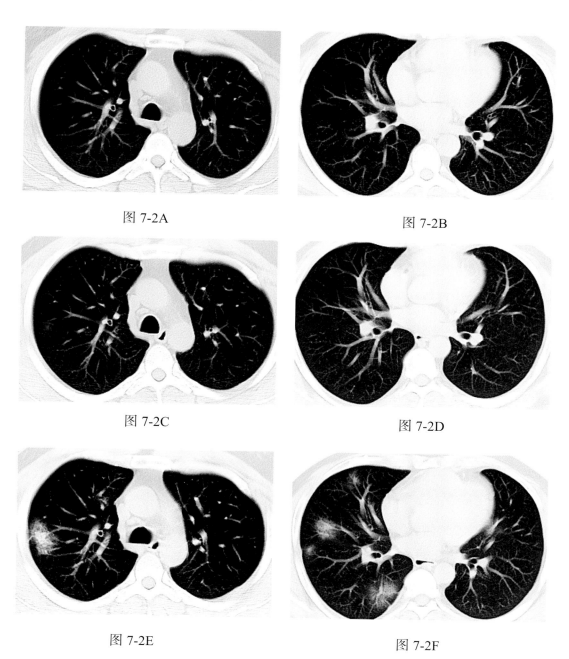

图 7-2A

图 7-2B

图 7-2C

图 7-2D

图 7-2E

图 7-2F

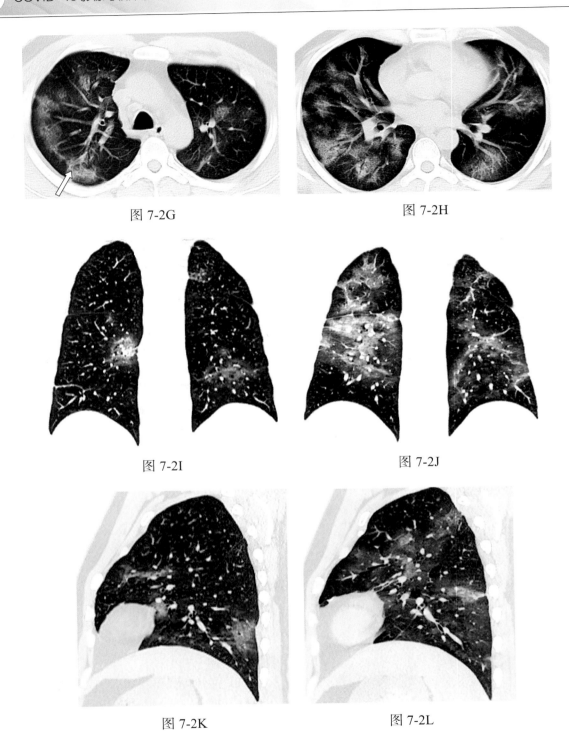

图 7-2G　　　　　　　　　　　　　　图 7-2H

图 7-2I　　　　　　　　　　　　　　图 7-2J

图 7-2K　　　　　　　　　　　　　　图 7-2L

　　发病第 4 天首次胸部 CT 示双肺未见明显异常（图 7-2A、B）；第 10 天 CT 右肺上叶小斑片状磨玻璃样密度影（图 7-2C），双肺下叶未见明显异常（图 7-2D），第 14 天 CT 示双肺新增散在斑片状磨玻璃样密度影（图 7-2E、F）；第 18 天 CT 示双肺病灶较前增多，双肺可见弥漫分布斑片状磨玻璃样密度影，可见"铺路石征"及胸膜下线（图 7-2G 空箭、图 7-2H）；冠状位及矢状位示双肺散在斑片状磨玻璃样密度影（图 7-2I～L）。

病例 7-3（图 7-3A～L）

患者，男，44 岁，因"发热 3 天"入院，有疫区接触史，3 天前无明显诱因出现发热，最高体温 37.4℃，伴畏寒，间有咳嗽。入院时血常规：白细胞总数 11.02×10^9/L，嗜中性粒细胞计数 7.03×10^9/L，淋巴细胞计数 3.02×10^9/L，C- 反应蛋白＜10mg/L。经广州市 CDC 咽拭子新型冠状病毒核酸检测阳性。于发病第 5 天（图 7-3A、B）、第 10 天（图 7-3C、D）、第 14 天（图 7-3E、F）及第 17 天（图 7-3G-L）行胸部 CT 检查。

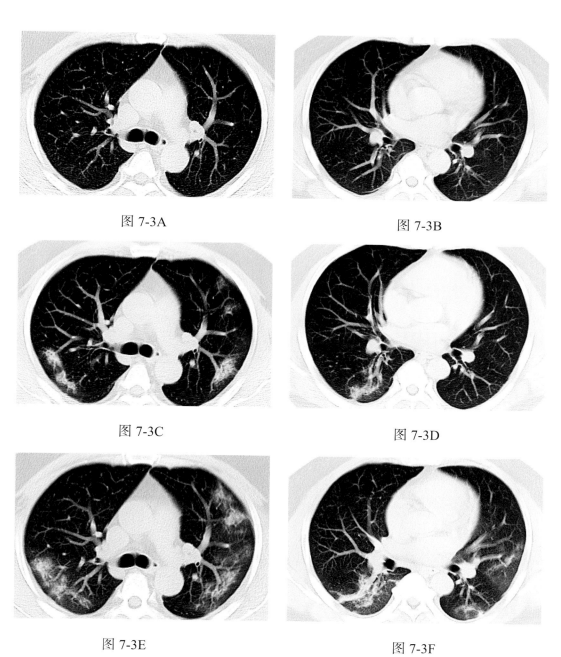

图 7-3A　　　　　　　　　　　图 7-3B

图 7-3C　　　　　　　　　　　图 7-3D

图 7-3E　　　　　　　　　　　图 7-3F

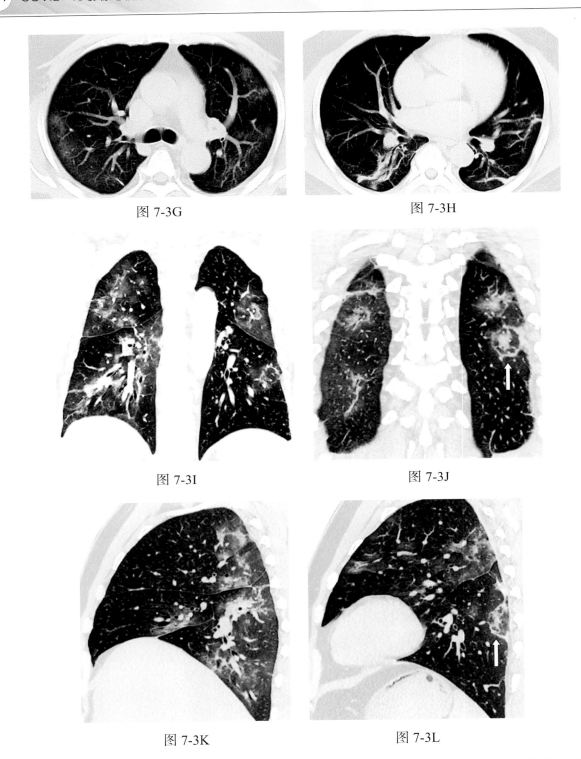

图 7-3G   图 7-3H

图 7-3I   图 7-3J

图 7-3K   图 7-3L

　　发病第 5 天首次胸部 CT 示双肺未见明显异常（图 7-3A、B）；第 10 天 CT 示双肺可见散在分布小斑片状磨玻璃样密度影（图 7-3C、D）；第 14 天 CT 示双肺斑片状磨玻璃样密度影，较前增大、增多（图 7-3E、F）；第 17 天 CT 示双肺病灶较前减少，双肺下叶病灶部分呈条索状改变（图 7-3G、H）；冠状位及矢状位示双肺散在斑片状磨玻璃样密度影（图 7-3I～L），局部可见"反晕征"（图 7-3J、L 空箭）。

病例 7-4（图 7-4 A～L）

　　患者，男，41 岁，因"发热 3 天，伴咽干、咳嗽"入院，有疫区接触史，3 天前无明显诱因出现发热，最高体温 37.3℃，伴咽干、咳嗽。入院时血常规：白细胞总数 $3.74 \times 10^9/L$，嗜中性粒细胞计数 $1.92 \times 10^9/L$，淋巴细胞计数 $1.49 \times 10^9/L$，C- 反应蛋白＜10mg/L。经广州市 CDC 咽拭子新型冠状病毒核酸检测阳性。于发病第 4 天（图 7-4A、B）、第 8 天（图 7-4C、D、I、J）、第 11 天（图 7-4E、F、K）及第 16 天（图 7-4G、H、L）行胸部 CT 检查。

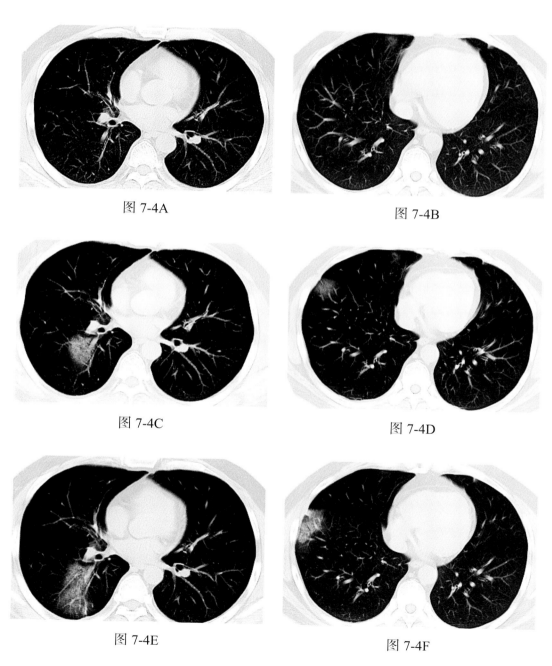

图 7-4A

图 7-4B

图 7-4C

图 7-4D

图 7-4E

图 7-4F

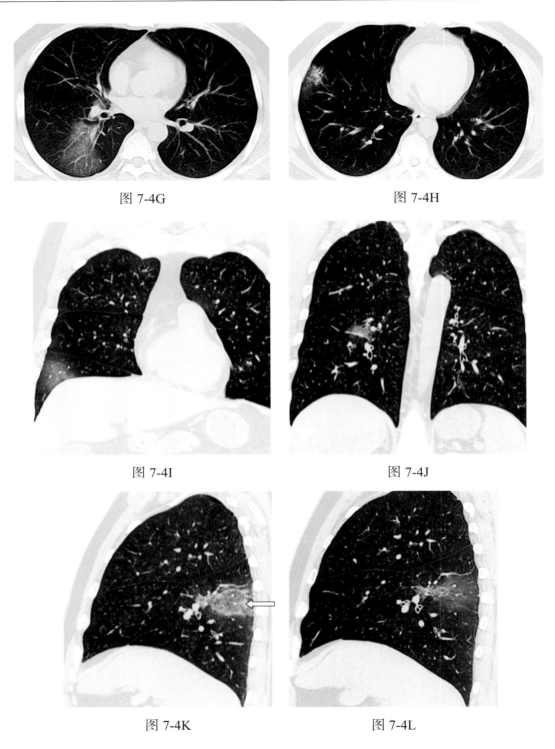

图 7-4G

图 7-4H

图 7-4I

图 7-4J

图 7-4K

图 7-4L

　　发病第 4 天首次胸部 CT 示双肺未见明显异常（图 7-4A、B）；第 8 天 CT 示右肺下叶可见斑片状磨玻璃样密度影（图 7-4C、D）；第 11 天 CT 示右肺下叶病灶范围较前增大（图 7-4E、F）；第 16 天 CT 示右肺下叶病灶范围较前缩小（图 7-4G、H）；冠状位及矢状位示右肺下叶见斑片状磨玻璃样密度影（图 7-4I～L），右肺下叶背段可见"反晕征"（图 7-4K 空箭）。

病例 7-5（图 7-5A～J）

患者，男，50 岁，因"咽部不适 1 天"入院，有确诊患者密切接触史，入院次日开始出现发热，最高体温 38℃。入院时血常规：白细胞总数 5.85×10⁹/L，嗜中性粒细胞计数 4.23×10⁹/L，淋巴细胞计数 0.86×10⁹/L，C- 反应蛋白＜10mg/L。经广州市 CDC 咽拭子新型冠状病毒核酸检测阳性。于发病第 3 天（图 7-5A）、第 6 天（图 7-5B）、第 10 天（图 7-5C、G、I）、第 13 天（图 7-5D、H）、第 16 天（图 7-5E）及第 24 天（图 7-5F、J）行胸部 CT 检查。

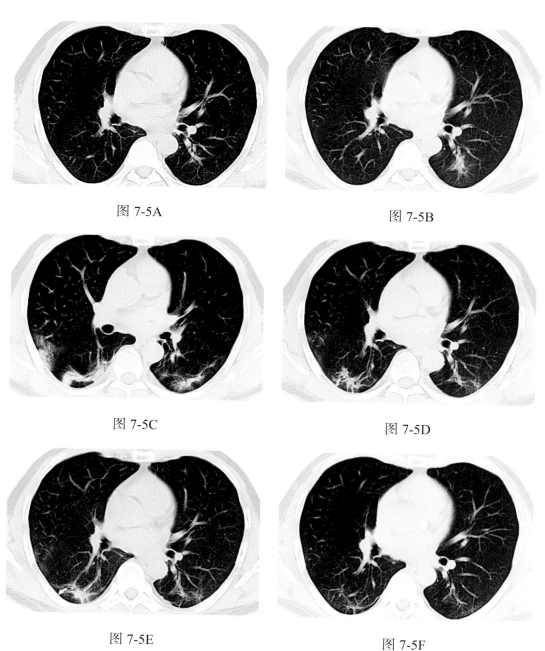

图 7-5A　　　　　　　　　　　　　　　　图 7-5B

图 7-5C　　　　　　　　　　　　　　　　图 7-5D

图 7-5E　　　　　　　　　　　　　　　　图 7-5F

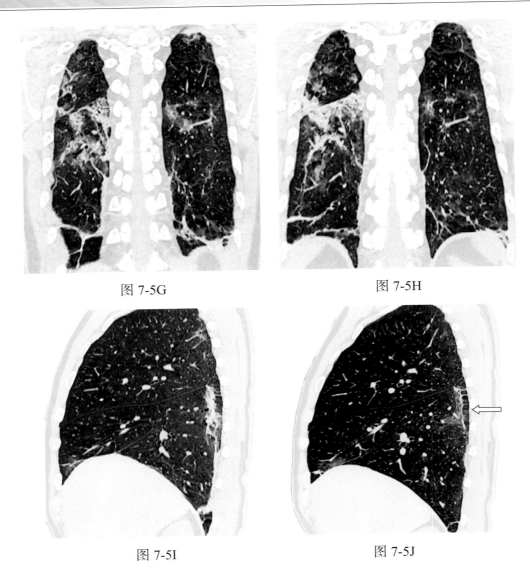

图 7-5G   图 7-5H

图 7-5I   图 7-5J

发病第 3 天首次胸部 CT 示双肺未见明显异常（图 7-5A）；第 6 天 CT 示左肺下叶可见斑片状磨玻璃样密度影（图 7-5B）；第 10 天 CT 示右肺可见新增病灶，左肺下叶病灶密度较前增高，局部可见胸膜下线（图 7-5C）；第 13 天 CT 示双肺下叶病变较前略吸收，局部可见条索状影（图 7-5D）；第 16 天 CT 示双肺病灶较前未见明显变化（图 7-5E）；第 24 天 CT 示双肺病灶较前吸收，局部呈条索状改变（图 7-5F）；冠状位及矢状位示双肺可见多发斑片状磨玻璃样密度影及条索状影（图 7-5G、H），右肺下叶胸膜下见多发条片状影（图 7-5I），右肺病灶范围较前缩小，可见胸膜下线（图 7-5J 空箭）。

病例 7-6（图 7-6A～L）

患者，男，47 岁，因"发热 4 天，伴咽痛、咳嗽"入院，有确诊患者密切接触史，4 天前无明显诱因下出现咽痛，伴咳嗽、咳白痰，曾有发热，最高体温 37.6℃。入院时血常规：白细胞总数 $5.65×10^9$/L，嗜中性粒细胞计数 $2.23×10^9$/L，淋巴细胞计数 $2.79×10^9$/L，C- 反应蛋白<10mg/L。经广州市 CDC 咽拭子新型冠状病毒核酸检测阳性。于发病第 7 天（图 7-6A、B）、第 11 天（图 7-6C、D）、第 16 天（图 7-6E、F、I、K）及第 21 天（图 7-6G、H、J、L）行胸部 CT 检查。

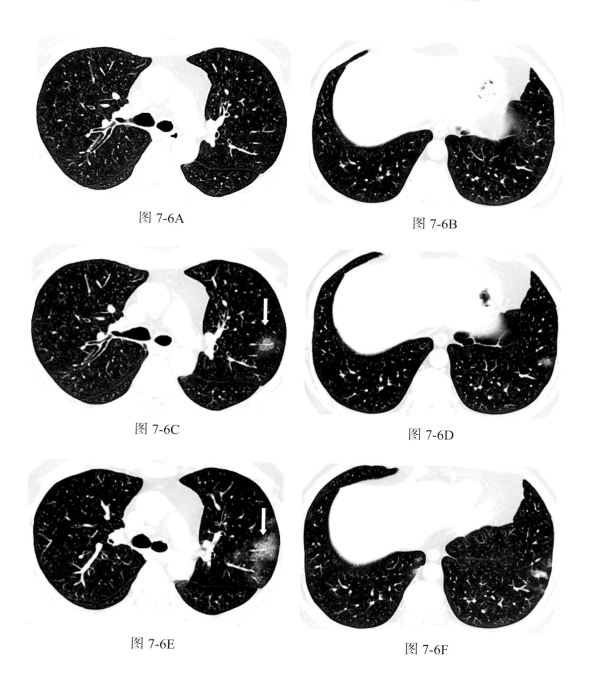

图 7-6A

图 7-6B

图 7-6C

图 7-6D

图 7-6E

图 7-6F

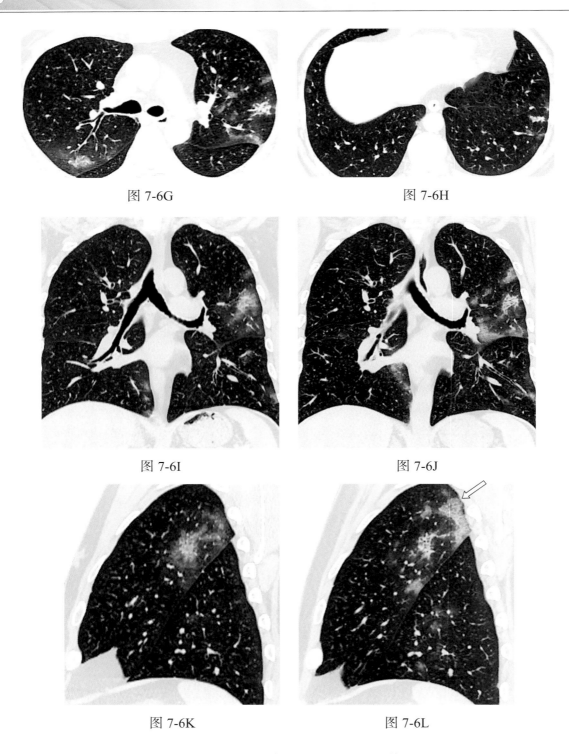

图 7-6G　　　　　　　　　　　　　　　　图 7-6H

图 7-6I　　　　　　　　　　　　　　　　图 7-6J

图 7-6K　　　　　　　　　　　　　　　　图 7-6L

　　发病第 7 天首次胸部 CT 示双肺未见明显异常（图 7-6A、B）；第 11 天 CT 示左肺上叶及下叶可见结节状、小斑片状磨玻璃样密度影（图 7-6C、D），左肺上叶病灶内见增粗血管影（图 7-6C、E 空箭）；第 16 天 CT 示病灶较前增多（图 7-6E、F）；第 21 天 CT 示右肺上叶见新增斑片状磨玻璃样密度影，左肺下叶病灶范围较前增大，密度较前增高（图 7-6G、H）；冠状位及矢状位示左肺上叶见斑片状磨玻璃样密度影（图 7-6I～L），左肺上叶尖后段可见"铺路石征"（图 7-6L 空箭）。

病例 7-7（图 7-7A～L）

　　患者，男，45 岁，因"发热 4 天，伴咳嗽、咳痰 3 天"入院，有确诊患者密切接触史，患者 4 天前受凉后出现发热，最高体温 37.3℃，3 天前开始出现咳嗽，伴阵发性咳痰，咳白色黏痰。入院时血常规：白细胞总数 $4.59×10^9/L$，嗜中性粒细胞计数 $1.99×10^9/L$，淋巴细胞计数 $2.10×10^9/L$，C- 反应蛋白＜10mg/L。经广州市 CDC 咽拭子新型冠状病毒核酸检测阳性。于发病第 5 天（图 7-7A、B）、第 9 天（图 7-7C、D、I）、第 12 天（图 7-7E、F、K）及第 22 天（图 7-7G、H、J、L）行胸部 CT 检查。

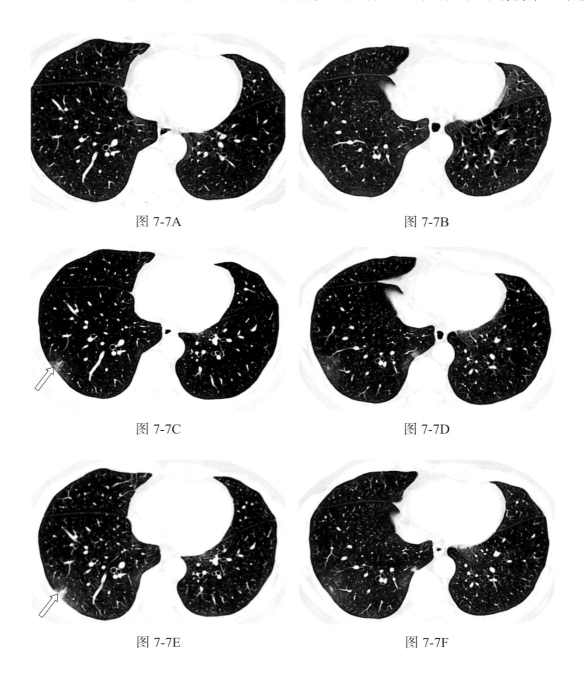

图 7-7A　　　　　　　　　　　　　　　　图 7-7B

图 7-7C　　　　　　　　　　　　　　　　图 7-7D

图 7-7E　　　　　　　　　　　　　　　　图 7-7F

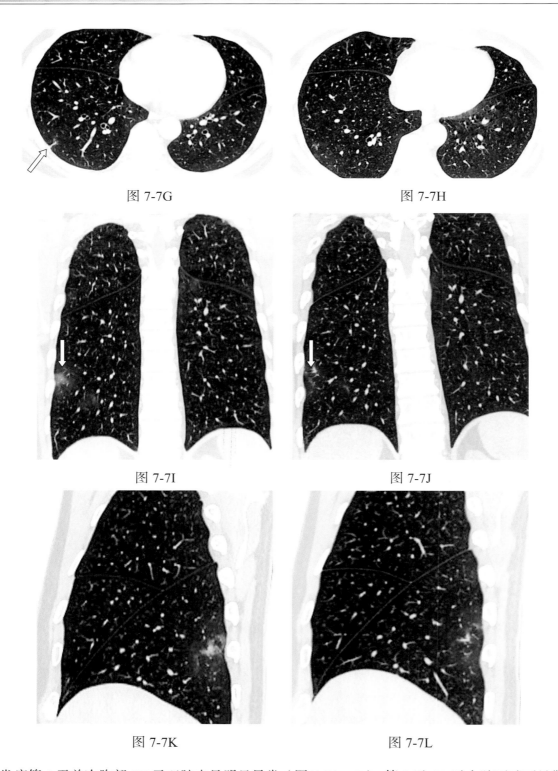

图 7-7G

图 7-7H

图 7-7I

图 7-7J

图 7-7K

图 7-7L

发病第 5 天首次胸部 CT 示双肺未见明显异常（图 7-7A、B）；第 9 天 CT 示右肺下叶可见散在小结节状磨玻璃样密度影（图 7-7C～D，图 7-7C 空箭）；第 12 天 CT 示右肺下叶病灶密度较前增高（图 7-7E～F，图 7-7E 空箭）；第 22 天 CT 示右肺下叶病灶范围较前缩小，密度较前减低（图 7-7G～H），右肺下叶病灶吸收后呈条索状改变（图 7-7G 空箭）；冠状位及矢状位示右肺下叶见斑片状磨玻璃样密度影（图 7-7I～K）。

病例 7-8（图 7-8 A～J）

患者，男，45 岁，因"发热、咳嗽 2 天"入院，有疫区接触史，患者 2 天前无明显诱因出现发热，伴有咳嗽，最高体温 38.0℃。入院时血常规：白细胞总数 5.35×10⁹/L，嗜中性粒细胞计数 2.82×10⁹/L，淋巴细胞计数 2.05×10⁹/L，C- 反应蛋白＜10mg/L。经广州市 CDC 咽拭子新型冠状病毒核酸检测阳性。于发病第 3 天（图 7-8A）、第 7 天（图 7-8B、I）、第 10 天（图 7-8C、G）、第 15 天（图 7-8D）、第 19 天（图 7-8E）及第 21 天（图 7-8F、H、J）行胸部 CT 检查。

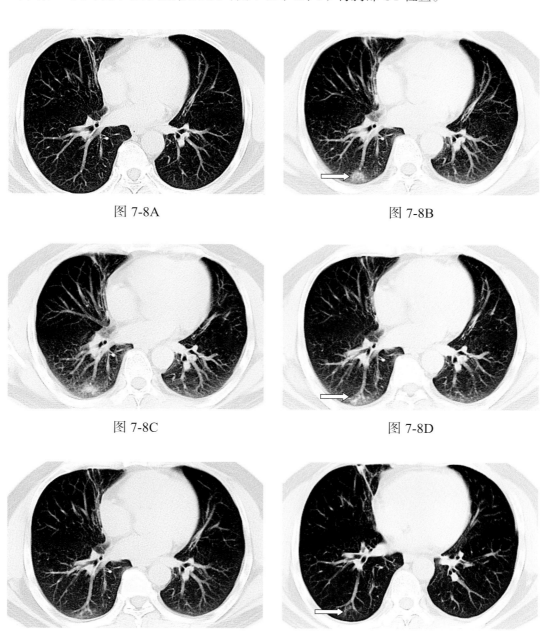

图 7-8A　　　　　　　　　　　　　图 7-8B

图 7-8C　　　　　　　　　　　　　图 7-8D

图 7-8E　　　　　　　　　　　　　图 7-8F

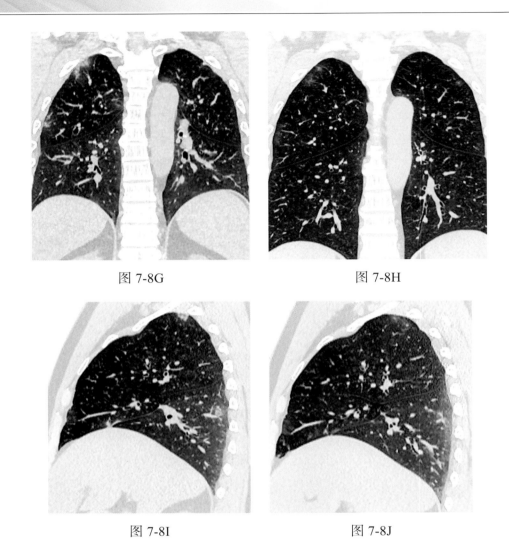

图 7-8G   图 7-8H

图 7-8I   图 7-8J

　　发病第 3 天首次胸部 CT 示右肺中叶可见条索状影（图 7-8A）；第 7 天 CT 示右肺下叶可见斑片状磨玻璃样密度影（图 7-8B）；第 10 天 CT 示右肺下叶病灶范围较前增大（图 7-8C）；第 15、19 天 CT 示右肺下叶病灶范围较前缩小，局部可见条索状影（图 7-8D、E）；第 21 天 CT 示右肺下叶病灶较前消失（图 7-8F）；冠状位及矢状位示右肺上叶可见散在斑片状磨玻璃样密度影（图 7-8G～J）。

病例 7-9（图 7-9A～J）

　　患者，女，43 岁，因"发现新型冠状病毒核酸阳性 1 天"入院，有确诊患者密切接触史，入院次日有咽部不适。入院时血常规：白细胞总数 4.44×10⁹/L，嗜中性粒细胞计数 3.18×10⁹/L，淋巴细胞计数 0.86×10⁹/L，C- 反应蛋白＜10mg/L。经广州市 CDC 咽拭子新型冠状病毒核酸检测阳性。于发病第 1 天（图 7-9A）、第 5 天（图 7-9B）、第 8 天（图 7-9C）、第 11 天（图 7-9D、G、I）、第 14 天（图 7-9E、H、J）及第 18 天（图 7-9F）行胸部 CT 检查。

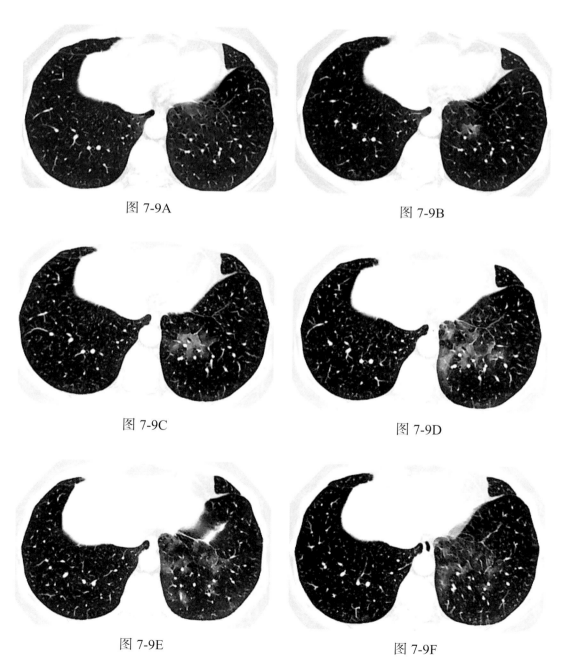

图 7-9A　　　　　　　　　　　　　　　　图 7-9B

图 7-9C　　　　　　　　　　　　　　　　图 7-9D

图 7-9E　　　　　　　　　　　　　　　　图 7-9F

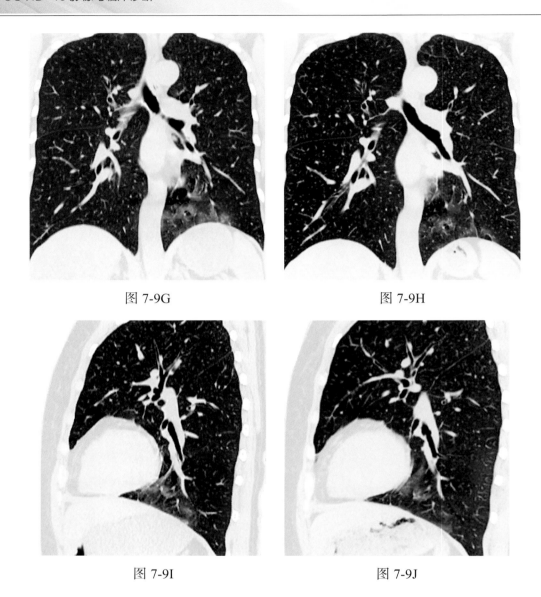

图 7-9G　　　　　　　　　　　图 7-9H

图 7-9I　　　　　　　　　　　图 7-9J

　　发病第 1 天首次胸部 CT 示双肺未见明显异常（图 7-9A）；第 5 天 CT 示右肺下叶可见斑片状磨玻璃样密度影（图 7-9B）；第 8、11 天 CT 示右肺下叶病灶较前增多（图 7-9C、D）；第 14、18 天 CT 示右肺下叶病灶范围较前缩小，密度较前减低（图 7-9E、F）；冠状位及矢状位示右肺下叶可见斑片状磨玻璃样密度影（图 7-9G～J）。

病例 7-10（图 7-10A-J）

患者，女，45 岁，因"发热、咳嗽 2 天"入院，有确诊患者密切接触史，患者 2 天前无明显诱因出现发热，伴咳嗽，最高体温 37.5℃。入院时血常规：白细胞总数 $7.11×10^9$/L，嗜中性粒细胞计数 $5.86×10^9$/L，淋巴细胞计数 $0.61×10^9$/L，C- 反应蛋白＜10mg/L。经广州市 CDC 咽拭子新型冠状病毒核酸检测阳性。于发病第 3 天（图 7-10A）、第 6 天（图 7-10B、G、I）、第 10 天（图 7-10C）、第 13 天（图 7-10D）、第 18 天（图 7-10E）及第 23 天（图 7-10F、H、J）行胸部 CT 检查。

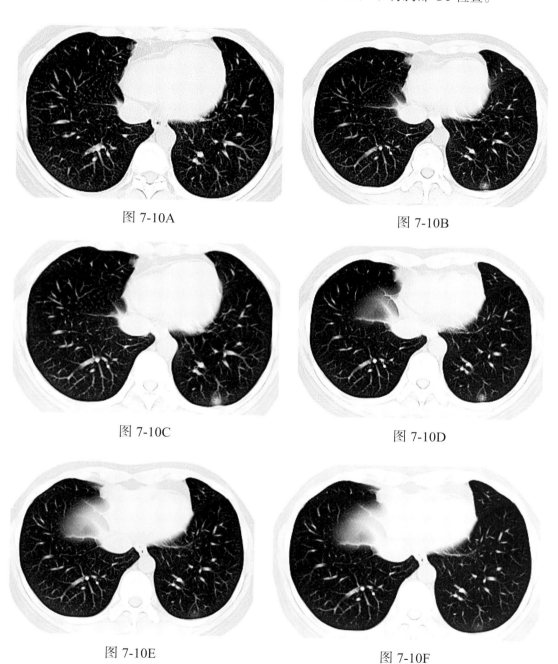

图 7-10A

图 7-10B

图 7-10C

图 7-10D

图 7-10E

图 7-10F

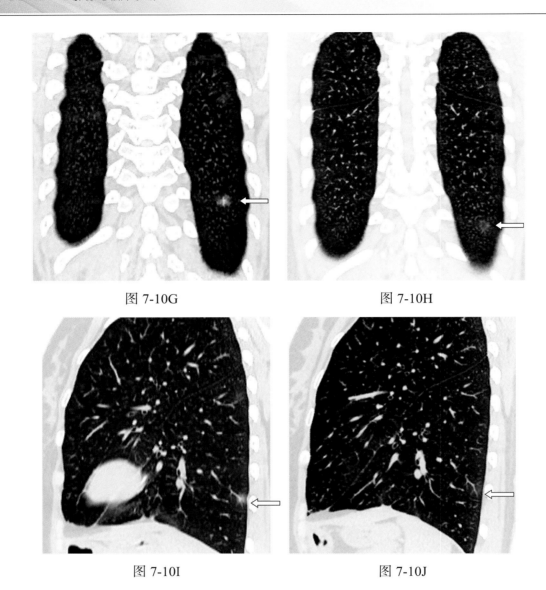

图 7-10G   图 7-10H

图 7-10I   图 7-10J

　　发病第 3 天首次胸部 CT 示双肺未见明显异常（图 7-10A）；第 6 天 CT 示右肺下叶见新增小结节状磨玻璃样密度影，内见小叶中心结构增厚（图 7-10B）；第 10、13 天 CT 示右肺下叶病灶范围较前略增大（图 7-10C～D，图 7-10D）；第 18 天 CT 示右肺下叶病灶密度较前略减低（图 7-10E）；第 23 天右肺下叶病灶较前消失（图 7-10F）；冠状位及矢状位示右肺下叶可见小结节状磨玻璃样密度影，内见小叶中心结构增厚（图 7-10G、I 空箭），经治疗病灶消失（图 7-10H、J 空箭）。

第8章 家庭聚集性COVID-19的影像分析

根据第6版《新型冠状病毒感染的肺炎诊疗方案》诊断标准，有以下4条中的任何一条，并符合临床表现中任意2条，即可诊断为疑似病例。

（1）发病前14天内有在武汉市及其周边地区，或其他有病例报告社区的旅行史或居住史；

（2）发病前14天内与新型冠状病毒（SARS-CoV-2）感染者（核酸检测阳性者）有接触史；

（3）发病前14天内曾接触过来自武汉市及其周边地区，或来自有病例报告社区的发热或有呼吸道症状的患者；

（4）聚集性发病。

聚集性发病指在一个家庭、一个单位出现同一疾病，且之间有流行病学关联。其中家族聚集性发病为最常见形式，由于新型冠状病毒为人群普遍易感，且传染性极强，极易通过聚餐、共同生活、工作及交谈等形式传播，迄今为止国内多个城市都出现家庭内成员聚集发病相关病例，但由于个体差异性，家族各成员潜伏期不同，发病时间及发病症状也具有较大差异性，部分感染者可无任何异常体征或症状（无症状感染者），因此当家庭成员中有确诊感染者，其余密切接触者应尽早进行胸部CT检查及核酸检测，且首次核酸阴性者仍需进行多次核酸检测，以达到早发现、早治疗的效果。

家庭聚集性新型冠状病毒肺炎的CT表现无明显特异性，可表现为双肺外周带多发磨玻璃样密度影，可伴肺实变，小叶间隔增厚，肺组织纤维化等，亦有专家认为家庭内部成员的CT表现具有一定相似性，目前对广州市第八人民医院所有家族聚集性病例的资料总结，发现部分家庭内部成员的CT表现有一定差异性。

家庭 1

本组家庭：母亲首先出现症状，其余三人陆续发病；其中母亲为危重型，预后较差；儿媳为轻型，父亲与儿子均为普通型，预后良好。

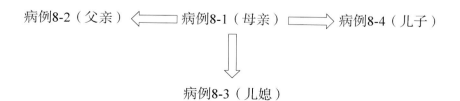

病例 8-1（图 8-1A～F）

患者，女，72 岁（母亲）因"咳嗽 12 天，发热 5 天，腹泻 1 天"入院，有疫区接触史。入院时体温 39℃，病程中最高体温 39.6℃。实验室检查：外周血白细胞总数 $17.8×10^9$/L、淋巴细胞计数 $0.4×10^9$/L、C- 反应蛋白 72.88mg/L。（危重型：血氧饱和度 80～92%、D- 二聚体 3340μg/L、乳酸脱氢酶 425U/L）。经广州 CDC 咽拭子新型冠状病毒核酸检测阳性确诊。分别于发病第 13 天（图 8-1A、C、E）、第 17 天（图 8-1B、D、F）行胸部 CT 检查。

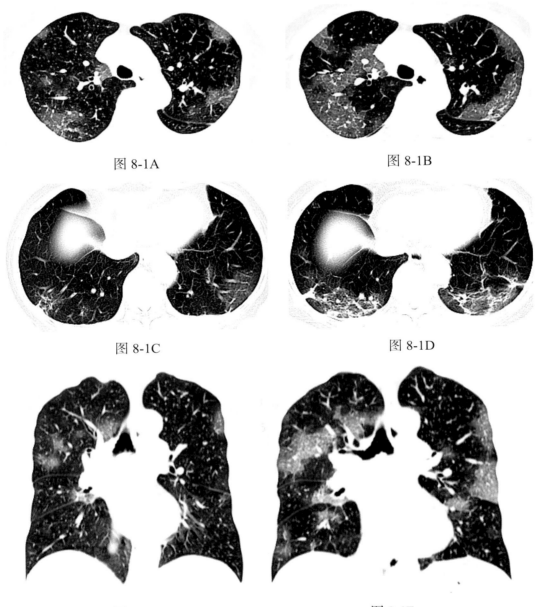

图 8-1A   图 8-1B

图 8-1C   图 8-1D

图 8-1E   图 8-1F

发病第 13 天胸部 CT 示双肺多发斑片状磨玻璃样密度影（图 8-1A、C、E）；第 17 天 CT 示双肺病变较前加重，可见"铺路石征"，条索影较前增多（图 8-1B、D、F）；第 13 天与第 17 天 CT 对比可见双肺病灶较前明显增多、范围增大（图 8-1E、F）。

病例 8-2（图 8-2A～J）

　　患者，男，73 岁（父亲）因"发热、咳嗽 2 天"入院，有家族聚集史。入院时体温 38.4℃。实验室检查：外周血白细胞总数 3.59×10⁹/L、淋巴细胞计数 1.12×10⁹/L、C- 反应蛋白＜10mg/L。（普通型：血氧饱和度 94%、D- 二聚体 1520μg/L）。经广州 CDC 咽拭子新型冠状病毒核酸检测阳性确诊。分别于发病第 3 天（图 8-2A～B）、第 6 天（图 8-2C～D）、第 9 天（图 8-2E～F）、第 22 天（图 8-2G～H）行胸部 CT 检查。

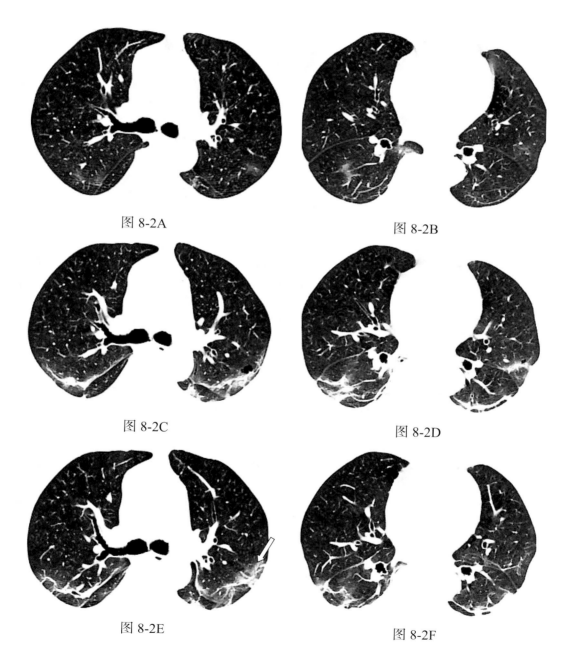

图 8-2A　　　　　　　　　　　　　　　　　　　图 8-2B

图 8-2C　　　　　　　　　　　　　　　　　　　图 8-2D

图 8-2E　　　　　　　　　　　　　　　　　　　图 8-2F

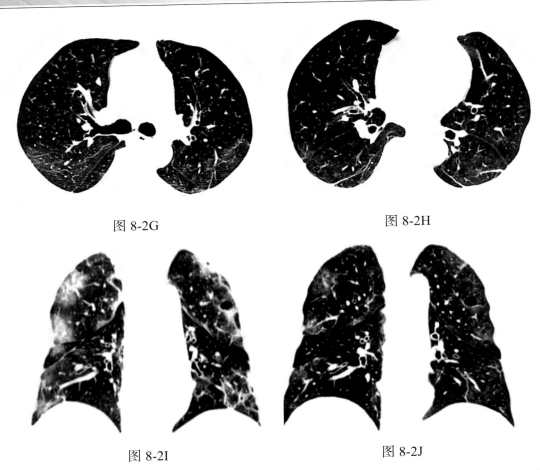

图 8-2G   图 8-2H

图 8-2I   图 8-2J

    发病第 3 天胸部 CT 示双肺散在小斑片磨玻璃样密度影（图 8-2A～B）；第 6 天 CT 示双肺多发索带影（图 8-2C～D）；第 9 天 CT 示双肺条索影增多，可见胸膜下线形成（图 8-2E 空箭）；第 22 天 CT 示双肺病灶明显减少（图 8-2G～H）；冠状位示（第 9 天与第 22 天 CT 对比），病灶明显减少，部分消失（图 8-2I～J）。

病例 8-3（图 8-3 A～D）

　　患者，女，35 岁（儿媳）因"咽部不适 3 天"入院，有家族聚集史。入院时体温 37℃，住院过程无发热。实验室检查：外周血白细胞总数 $5.64×10^9$/L、淋巴细胞计数 $2.07×10^9$/L、C- 反应蛋白＜10mg/L。经广州 CDC 咽拭子新型冠状病毒核酸检测阳性确诊。分别于发病第 5 天、第 13 天行胸部 CT 检查，如图 8-3A～D 所示。

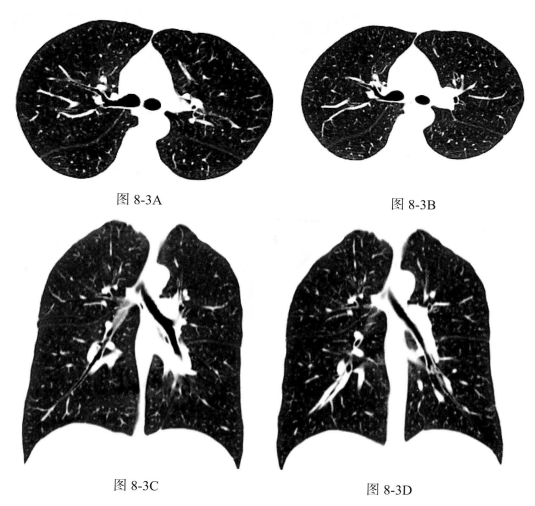

图 8-3A　　　　　　　　　　　　　　　　　　图 8-3B

图 8-3C　　　　　　　　　　　　　　　　　　图 8-3D

发病第 5 天与发病第 13 天胸部 CT 均未见阳性表现（图 8-3A～D）

病例 8-4（图 8-4 A～H）

　　患者，男，43 岁（儿子）因"5 天前发热 1 次、嗅觉减退 2 天"入院，有家族聚集史。入院时体温 38.5℃。实验室检查：外周血白细胞总数 $4.30×10^9$/L、淋巴细胞计数 $1.76×10^9$/L、C-反应蛋白＜10mg/L。（普通型：血氧饱和度 97.9%）。经广州 CDC 咽拭子新型冠状病毒核酸检测阳性确诊。发病第 7 天（图 8-4A）、第 10 天（图 8-4B）、第 13 天（图 8-4C）、第 17 天（图 8-4D）、第 21 天（图 8-4E）、第 25 天（图 8-4F）行胸部 CT 检查。

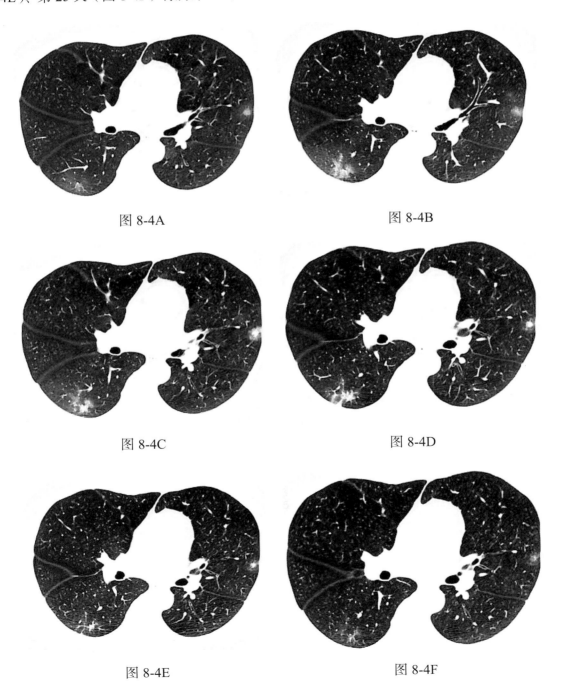

图 8-4A　　　　　　　　　　　　图 8-4B

图 8-4C　　　　　　　　　　　　图 8-4D

图 8-4E　　　　　　　　　　　　图 8-4F

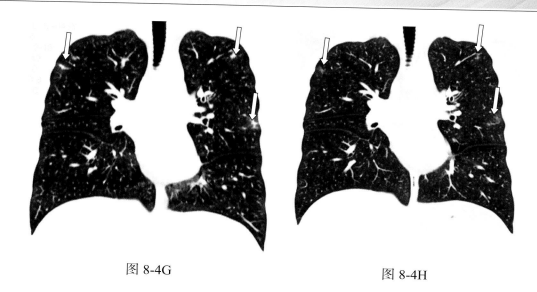

图 8-4G　　　　　　　　　　　　　　　图 8-4H

发病第 7 天胸部 CT 示双肺散在小斑片磨玻璃样密度影（图 8-4A）；第 10 天 CT 示双肺内斑片影范围较前增大（图 8-4B）；第 13 天 CT 示双肺斑片影较前密度增高（图 8-4C）；第 17 天 CT 示部分病变范围较前缩小（图 8-4D）；第 21 天 CT 示双肺病灶范围较前进一步缩小（图 8-4E）；第 25 天 CT 示部分病变较前大致吸收（图 8-4F）；冠状位示（第 17 天与第 25 天 CT 对比），病变明显吸收（图 8-4G、H 空箭）。

家庭 2

本组家庭：女儿首先出现症状，其父母陆续发病；女儿为轻型，父母均为普通型，预后良好。

病例8-6（母亲）⇐═════ 病例8-5（女儿）═════⇒ 病例8-7（父亲）

病例 8-5（图 8-5A～D）

患者，女，19岁（女儿）因"发热3天"入院，有疫区接触史。入院时体温37.5℃，病程中最高体温39.6℃。实验室检查：外周血白细胞总数$2.74×10^9$/L、淋巴细胞计数$1.28×10^9$/L、C-反应蛋白＜10mg/L。经广州CDC咽拭子新型冠状病毒核酸检测阳性确诊。分别于发病第5天、第18天行胸部CT检查，如图8-5A～D所示。

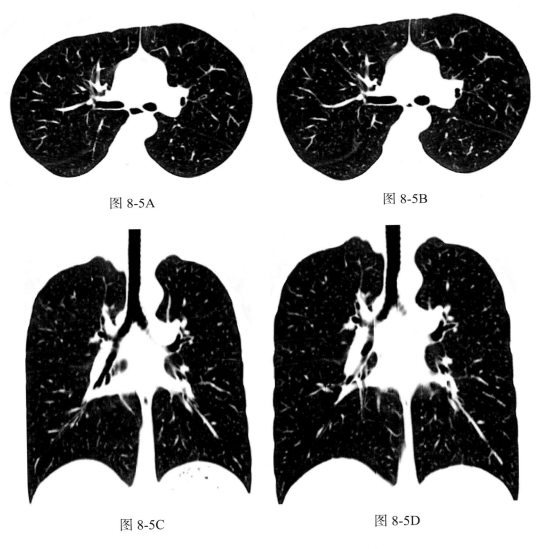

图 8-5A   图 8-5B

图 8-5C   图 8-5D

发病第5天及第18天胸部CT未见明显阳性表现（图8-5A～D）。

病例 8-6（图 8-6A～F）

　　患者，女，43 岁（母亲）因"发现新型冠状病毒核酸阳性 1 天"入院，有家族聚集史。入院时体温 36.3℃，住院过程无发热。实验室检查：外周血白细胞总数 $4.44×10^9$/L、淋巴细胞计数 $0.86×10^9$/L、C- 反应蛋白＜10mg/L。经广州 CDC 咽拭子新型冠状病毒核酸检测阳性确诊。分别于入院后第 2 天（图 8-6A）、第 5 天（图 8-6B）、第 11 天（图 8-6C）、第 18 天（图 8-6D）行胸部 CT 检查。

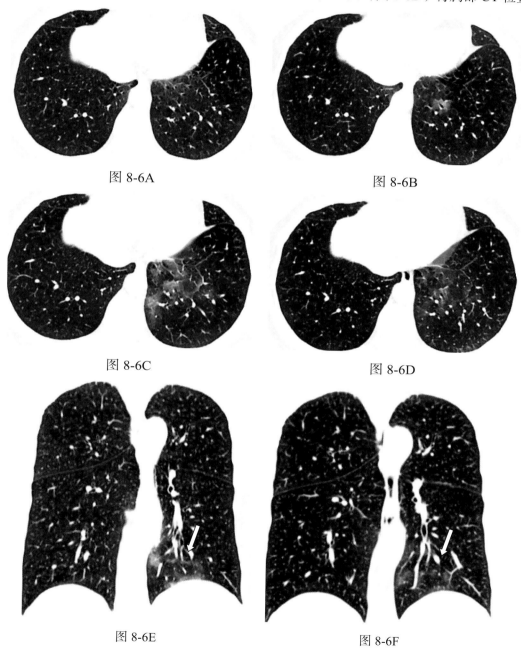

图 8-6A　　　　　　　　　　　　　　　图 8-6B

图 8-6C　　　　　　　　　　　　　　　图 8-6D

图 8-6E　　　　　　　　　　　　　　　图 8-6F

　　入院第 2 天胸部 CT 未见明显阳性表现（图 8-6A）；第 5 天 CT 示左肺下叶新增斑片状磨玻璃样密度影（图 8-6B）；第 11 天 CT 示左肺下叶病变范围较前增大（图 8-6C）；第 18 天 CT 示左肺下叶病变明显吸收（图 8-6D）；第 11 天与第 18 天对比，病灶范围缩小（图 8-6E、F 空箭）。

病例 8-7（图 8-7A～E）

　　患者，男，48 岁（父亲），因"发热 4 天，伴咳嗽、咳痰 3 天"入院，有家族聚集史。入院时体温 37.8℃，住院过程无发热。实验室检查：外周血白细胞总数 $4.59×10^9$/L、淋巴细胞计数 $2.10×10^9$/L、C- 反应蛋白＜10mg/L。经广州 CDC 咽拭子新型冠状病毒核酸检测阳性确诊。发病第 5 天（图 8-7A）、第 9 天（图 8-7B1、B2）、第 21 天（图 8-7C）行胸部 CT 检查。

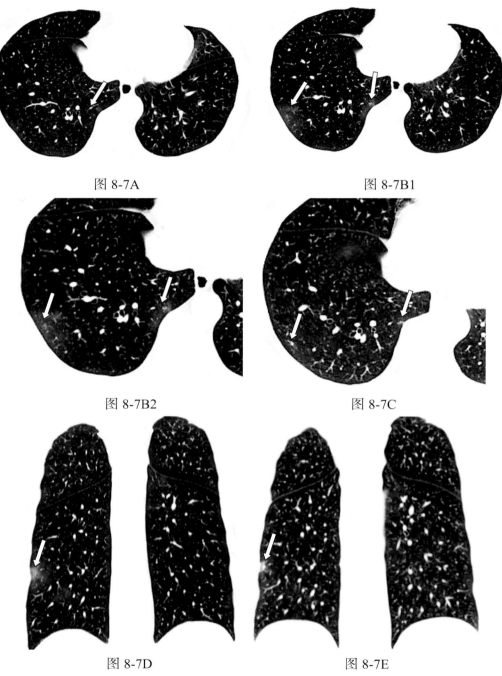

图 8-7A　　　　　　　　　　　　　图 8-7B1

图 8-7B2　　　　　　　　　　　　　图 8-7C

图 8-7D　　　　　　　　　　　　　图 8-7E

　　发病第 5 天 CT 示右肺下叶内基底段小斑片磨玻璃样密度影（图 8-7A 空箭）；第 9 天 CT 示右肺下叶斑片状磨玻璃样密度影增多，小叶中心结构增厚，病灶范围增大（图 8-7B1、B2 空箭）；第 21 天 CT 示右肺下叶病灶减少（图 8-7C）；第 9 天与第 21 天 CT 对比，病灶范围缩小、密度增高（图 8-7D、E 空箭）。

家庭 3

本组家庭：兄长首先出现症状，其母亲与弟弟陆续发病；三人均为重症，预后较差。

病例8-10（母亲）　◁━━━━━ 病例8-8（兄长）━━━━━▷ 病例8-9（弟弟）

病例 8-8（图 8-8A、B）

　　患者，男，64 岁（兄长），因"发热、活动后气促 9 天，加重 3 天"入院，有疫区接触史。入院时体温 37.2℃，住院过程无发热。实验室检查：外周血白细胞总数 $10.03×10^9$/L、淋巴细胞计数 $0.55×10^9$/L、C- 反应蛋白 124.1mg/L。（危重型：血氧饱和度＜90%、血浆 D- 二聚体＞10mg/L、乳酸脱氢酶 649U/L）经广州 CDC 咽拭子新型冠状病毒核酸检测阳性确诊。分别发病第 10 天（图 8-8A）、第 11 天（图 8-8B）行床旁胸部 X 线检查。

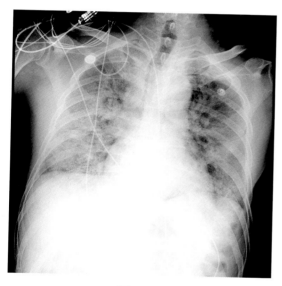 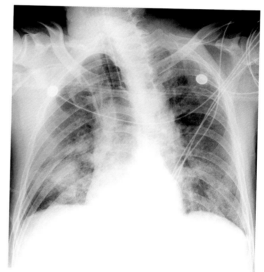

图 8-8A　　　　　　　　　　　　　　图 8-8B

　　发病第 10 天床旁胸片示双肺可见弥漫斑片状稍高密度影，类"白肺"表现（图 8-8A）；第 11 天双肺病变范围较前缩小、密度减低（图 8-8B）。

病例 8-9（图 8-9A～F）

患者，男，58 岁（弟弟），因"与新型冠状病毒肺炎疑似病例患者接触 9 天"入院，入院时体温 38℃，病程中最高体温 38.4℃。实验室检查：外周血白细胞总数 6.69×10⁹/L、淋巴细胞计数 2.14×10⁹/L、C- 反应蛋白 25.1mg/L。（危重型：血氧饱和度 86%～90%）经广州 CDC 咽拭子新型冠状病毒核酸检测阳性确诊。分别于入院后第 3 天（图 8-9A）、第 6 天（图 8-9B）、第 9 天（图 8-9C～D）天行胸部 CT 检查。

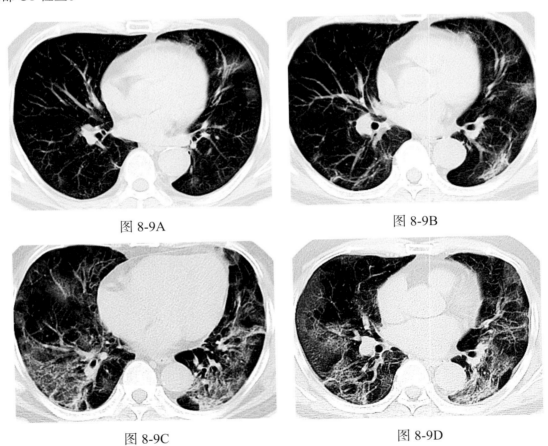

图 8-9A

图 8-9B

图 8-9C

图 8-9D

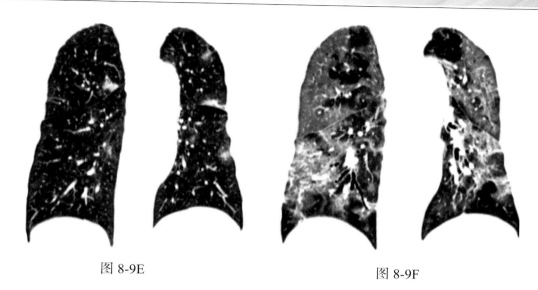

图 8-9E　　　　　　　　　　　　图 8-9F

入院第 3 天胸部 CT 示双肺散在斑片状磨玻璃样密度影（图 8-9A）；第 6 天 CT 示双肺可见多发斑片影及条索影，范围较前增大、病灶较前增多（图 8-9B）；第 9 天 CT 示病灶明显增多，小叶间隔及小叶内间隔增厚，可见"铺路石征"（图 8-9C、D）；第 3 天与第 9 天 CT 对比，病灶明显增多，范围增大，部分肺容积缩小（图 8-9E、F）。

病例 8-10（图 8-10A～F）

　　患者，女，84 岁（母亲），因"咳嗽、胸闷 2 天"入院，有家族聚集史。入院时体温 36.4℃，病程中最高体温 38℃。实验室检查：外周血白细胞总数 4.75×10⁹/L、淋巴细胞计数 1.54×10⁹/L、C- 反应蛋白 70.2mg/L。（危重型：血氧饱和度＜90%、血浆 D- 二聚体 1.1mg/L）经广州 CDC 咽拭子新型冠状病毒核酸检测阳性确诊。分别于发病第 3 天（图 8-10A、A1）、第 6 天（图 8-10B、B1）、第 11 天（图 8-10C）、第 19 天（图 8-10D）、第 21 天（图 8-10E）、第 26 天（图 8-10F）行影像学检查。

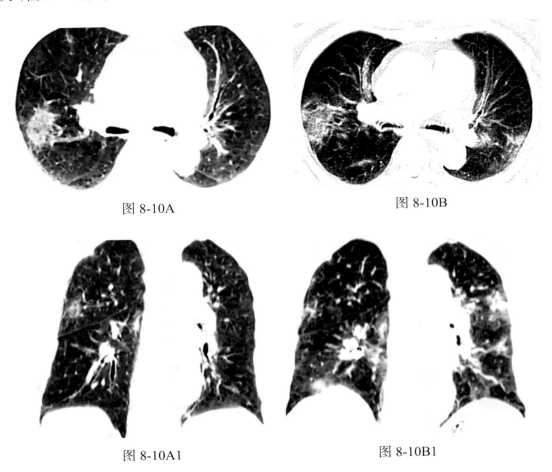

图 8-10A　　　　　　　　　　　　　　　图 8-10B

图 8-10A1　　　　　　　　　　　　图 8-10B1

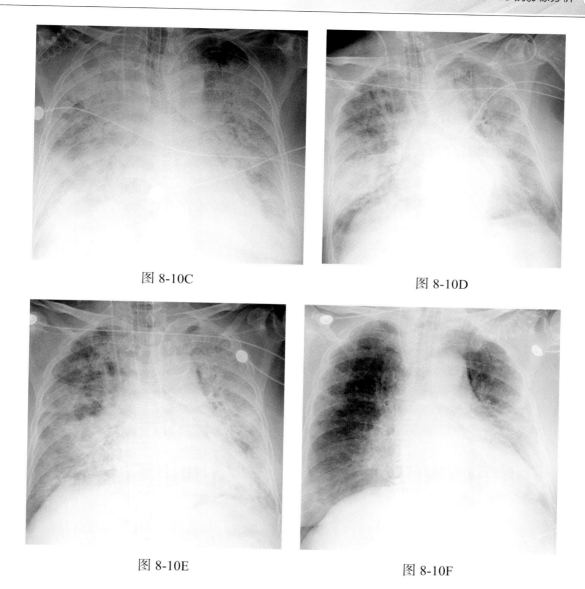

图 8-10C

图 8-10D

图 8-10E

图 8-10F

　　发病第 3 天胸部 CT 示双肺散在斑片状磨玻璃样密度影（图 8-10A、A1）；第 6 天 CT 示双肺病变范围较前增大（图 8-10B、B1）；第 11 天床旁胸片示双肺弥漫高密度影，呈"白肺"表现（图 8-10C）；发病第 19 天、第 21 天及第 26 天双肺病变范围较前缩小、密度较前减低（图 8-10D～F）。

第 9 章 COVID-19 吸收期的胸部 CT 表现

当病程进入吸收期，新型冠状病毒肺炎（COVID-19）患者的临床症状逐渐减少、消失，双肺逐渐恢复其自身的结构和功能。目前，通过对广州市第八人民医院新型冠状病毒肺炎患者的临床资料分析发现，影像学上病灶的吸收时间较患者临床症状改善或病毒核酸检测转阴性的时间有所延后，多数患者达到临床治愈标准时肺内病灶仍未完全吸收。吸收期胸部 CT 常表现为肺内病灶范围缩小、密度减低，大部分肺内病灶可逐渐吸收、消散，部分仍可残留少许条索影。

胸部影像学检查显示炎症明显吸收是评价患者能否出院的指标之一。患者符合出院标准的影像推荐意见：

（1）肺内病灶范围明显缩小（病灶体积缩小 50%，密度下降 50%）、大部分吸收或完全消散；

（2）肺内仅存留少许条索影；

（3）肺内无新发病灶。

病例 9-1（图 9-1A1～E1、图 9-1A2～E2）

　　患者，女，58 岁，因"反复咳嗽咳痰 12 天，发热 9 天"入院，无疫区接触史。病程最高体温 38.4℃，伴胸闷、气促。入院血常规：白细胞总数 $7.56×10^9$/L，嗜中性粒细胞计数 $5.98×10^9$/L，淋巴细胞计数 $10.21×10^9$/L，C- 反应蛋白 95.96mg/L。经广州市 CDC 咽拭子新型冠状病毒核酸检测阳性。于发病第 12 天（图 9-1A1～E1）、第 22 天（图 9-1A2～E2）行胸部 CT 检查。

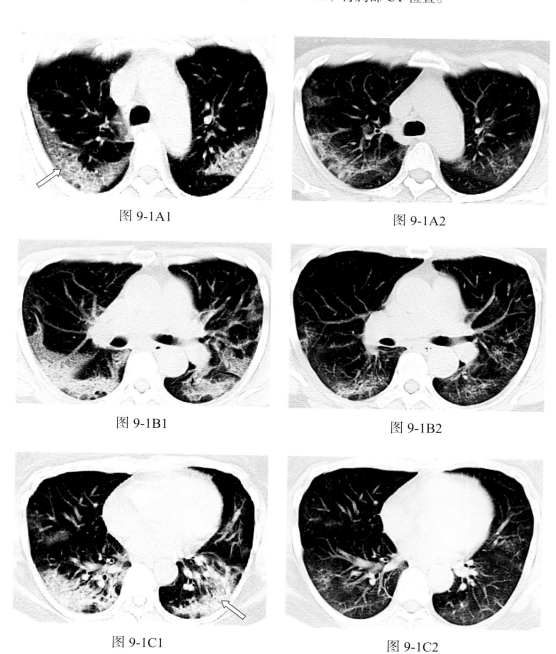

图 9-1A1　　　　　　　　　　　　　　图 9-1A2

图 9-1B1　　　　　　　　　　　　　　图 9-1B2

图 9-1C1　　　　　　　　　　　　　　图 9-1C2

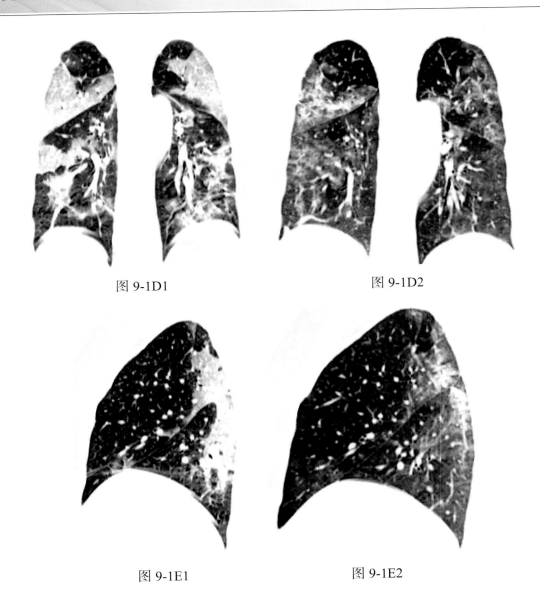

图 9-1D1 　　　　　　　　　　　　图 9-1D2

图 9-1E1 　　　　　　　　　　　　图 9-1E2

　　发病第 12 天胸部 CT 示：双肺胸膜下多发斑片状磨玻璃样密度影（图 9-1A1～E1），小叶内间隔增厚，可见"铺路石征"（图 9-1A1 空箭），部分伴有实变（图 9-1C1 空箭）；患者经"氧疗、抗感染、平喘化痰、中药调理等对症治疗"后，体温恢复正常 1 周，临床症状明显好转，核酸检测连续 2 次阴性；第 22 天胸部 CT 示：双肺病灶大部分较前减少、消失（图 9-1A2～E2），局部可见少许条索灶（图 9-1E2）。

病例 9-2（图 9-2A1～E1、图 9-2A2～E2）

　　患者，男，36 岁，因"发热 6 天，伴皮疹加重 1 天"入院，有疫区接触史。病程最高体温 39.1℃，伴有干咳，四肢关节肌肉酸痛。入院血常规：白细胞总数 $3.74×10^9/L$，嗜中性粒细胞计数 $1.59×10^9/L$，淋巴细胞计数 $1.64×10^9/L$，C- 反应蛋白＜10mg/L。经广州市 CDC 咽拭子新型冠状病毒核酸检测阳性。于发病第 10 天（图 9-2A1～E1）、第 21 天（图 9-2A2～E2）行胸部 CT 检查。

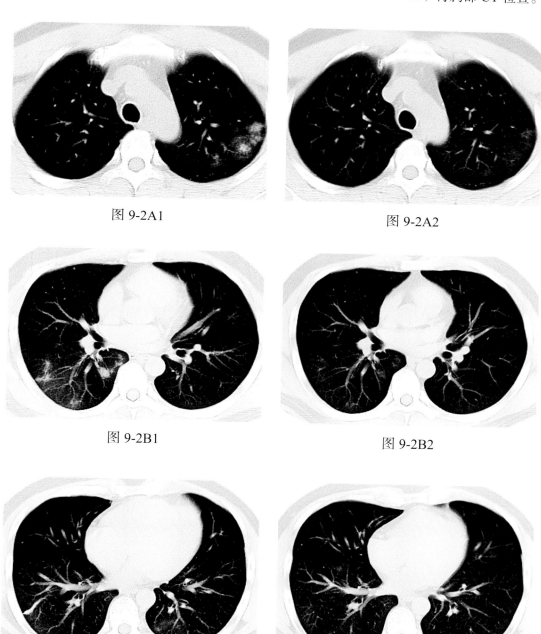

图 9-2A1　　　　　　　　　　　　　　　　图 9-2A2

图 9-2B1　　　　　　　　　　　　　　　　图 9-2B2

图 9-2C1　　　　　　　　　　　　　　　　图 9-2C2

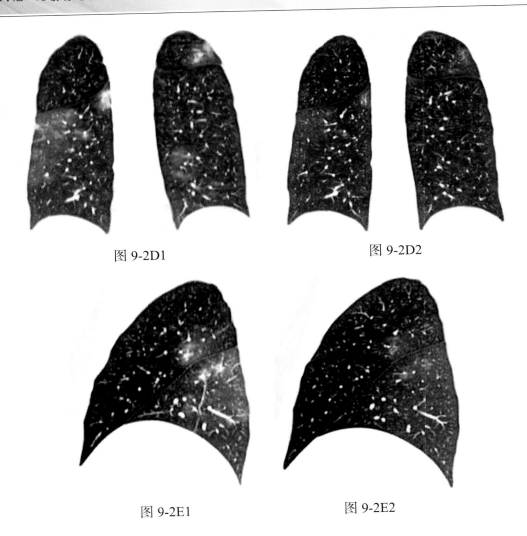

图 9-2D1　　　　　　　　　　　　　图 9-2D2

图 9-2E1　　　　　　　　　　　　　图 9-2E2

　　发病第 10 天（影像高峰期）胸部 CT 示：双肺多发斑片状磨玻璃样密度影（图 9-2A1～E1）；患者经过"抗病毒、抗感染、化痰、中药（肺炎一号方）"治疗后，体温恢复正常 10 天，临床症状好转，核酸检测连续 2 次阴性；第 21 天胸部 CT 示：双肺病灶较前减少、消失（图 9-2A2～E2）。

病例 9-3（图 9-3A1～E1、图 9-3A2～E2）

　　患者，男，35 岁，因"发热 2 天"入院。病程最高体温 38.3℃，伴咳嗽、咳痰。入院血常规：白细胞总数 5.62×10^9/L，嗜中性粒细胞计数 1.31×10^9/L，淋巴细胞计数 0.30×10^9/L，C- 反应蛋白 18.04mg/L。经广州市 CDC 咽拭子新型冠状病毒核酸检测阳性。于发病第 5 天（图 9-3A1～E1）、第 20 天（图 9-3A2～E2）行胸部 CT 检查。

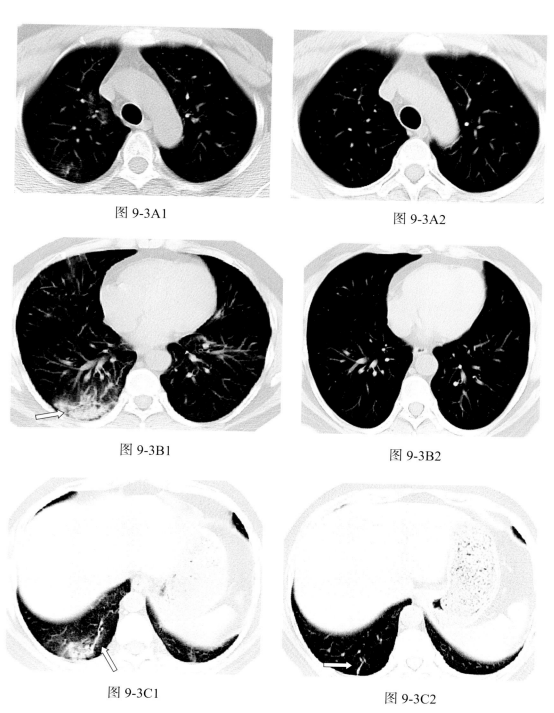

图 9-3A1　　　　　　　　　　　　　　　图 9-3A2

图 9-3B1　　　　　　　　　　　　　　　图 9-3B2

图 9-3C1　　　　　　　　　　　　　　　图 9-3C2

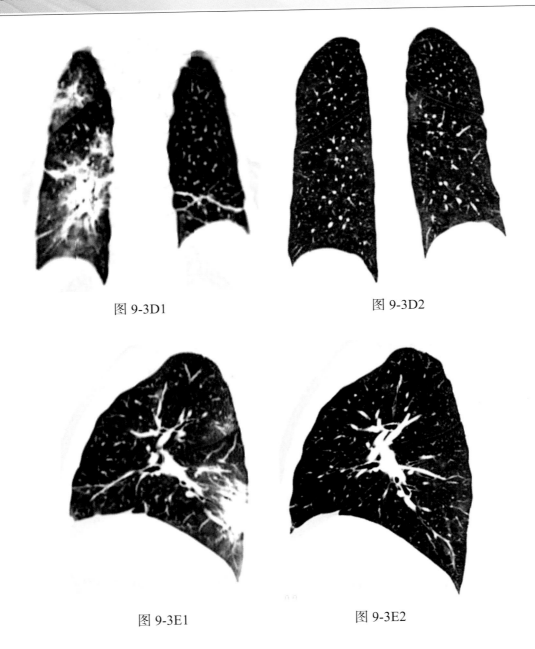

图 9-3D1

图 9-3D2

图 9-3E1

图 9-3E2

发病第 5 天（影像高峰期）胸部 CT 示：双肺多发斑片状磨玻璃样密度影（图 9-3A1～E1），伴部分实变（图 9-3B1 空箭）及条索影（图 9-3C1 空箭）；患者经"抗病毒、抗感染、中药（肺炎一号方）"治疗后，体温恢复正常 2 周，核酸检测连续 2 次阴性；第 20 天胸部 CT 示：双肺病灶基本消失（图 9-3A2～E2），可见条索灶（图 9-3C2 空箭）。

病例 9-4（图 9-4A1～E1、图 9-4A2～E2）

　　患者，男，28 岁，因"咳嗽、咳痰、乏力 8 天，发热 3 天"入院。无疫区接触史。入院前最高体温 39.6℃。入院血常规：白细胞总数 2.20×10^9/L，嗜中性粒细胞计数 1.48×10^9/L，淋巴细胞计数 0.64×10^9/L，C- 反应蛋白 46.63mg/L。经广州市 CDC 咽拭子新型冠状病毒核酸检测阳性。于发病第 8 天（图 9-4A1～E1）、第 26 天（图 9-4A2～E2）行胸部 CT 检查。

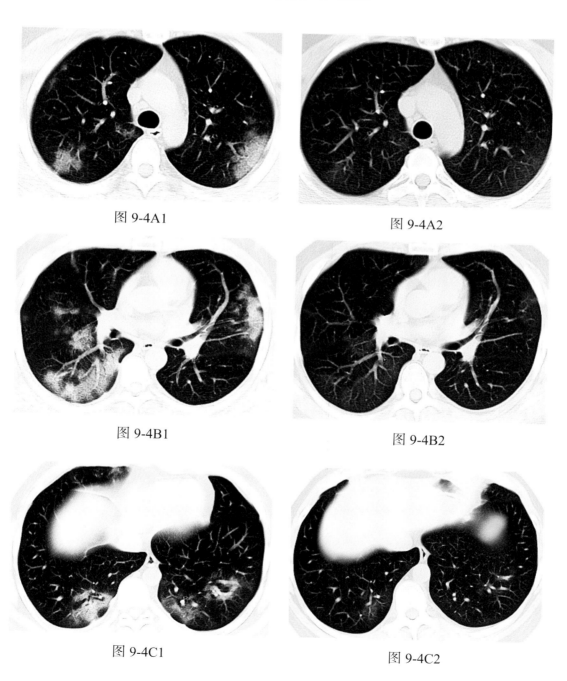

图 9-4A1　　　　　　　　　　　　　　　图 9-4A2

图 9-4B1　　　　　　　　　　　　　　　图 9-4B2

图 9-4C1　　　　　　　　　　　　　　　图 9-4C2

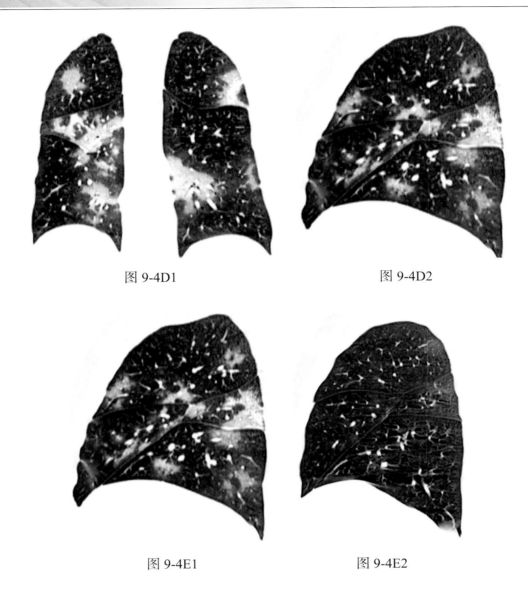

图 9-4D1 图 9-4D2

图 9-4E1 图 9-4E2

　　发病第 8 天胸部 CT 示：双肺多发斑片状磨玻璃样密度影，小叶内间隔增厚，可见"铺路石征"（图 9-4A1～E1）；患者入院第二天体温恢复正常，给予"吸氧、莫西沙星＋替考拉宁抗感染、强力枇杷胶囊止咳、氨溴索化痰、兰索拉唑护胃、甲泼尼龙抗炎、胸腺肽及丙种球蛋白增强免疫等"治疗后，临床症状明显好转，核酸检测连续 2 次阴性；第 26 天胸部 CT 示：双肺病灶较前减少，肺内仍有少量淡薄磨玻璃样密度影（图 9-4A2～E2）。

病例 9-5（图 9-5 A1～E1、A2～E2）

患者，男，48 岁，因 "发热 1 周" 入院。病程最高体温 38.5℃。入院血常规：白细胞总数 3.76×10⁹/L，嗜中性粒细胞计数 1.71×10⁹/L，淋巴细胞计数 1.71×10⁹/L，C- 反应蛋白 22.48mg/L。经广州市 CDC 咽拭子新型冠状病毒核酸检测阳性。于发病第 7 天（图 9-5A1～E1）、第 20 天（图 9-5A2～E2）行胸部 CT 检查。

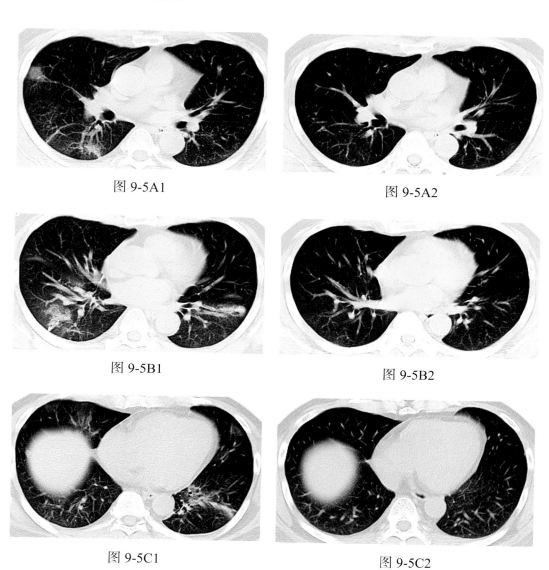

图 9-5A1　　　　　　　　　　　　　　　　图 9-5A2

图 9-5B1　　　　　　　　　　　　　　　　图 9-5B2

图 9-5C1　　　　　　　　　　　　　　　　图 9-5C2

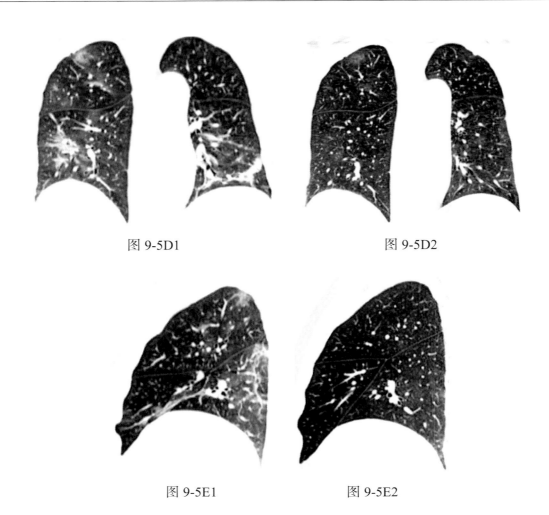

图 9-5D1　　　　　　　　　　　　图 9-5D2

图 9-5E1　　　　　　　　图 9-5E2

　　发病第 7 天胸部 CT 示：双肺多发斑片状磨玻璃样密度影及条索状密度增高影，伴小叶内间隔增厚，病灶主要分布于胸膜下（图 9-5A1～E1）；患者入院后给予"盐酸阿比多尔抗病毒、莫西沙星抗感染、氨溴索化痰、中医中药及对症治疗"后第二天体温恢复正常，未见发热，临床症状明显好转，核酸检测连续 2 次阴性；第 20 天胸部 CT 示：双肺病灶较减少、消失（图 9-5A2～E2）。

病例 9-6（图 9-6A1～E1、图 9-6A2～E2）

患者，女，37 岁，因"发热 7 天，腹泻、胸闷 3 天"入院，有确诊患者密切接触史。病程最高体温 38.2℃。入院血常规：白细胞总数 $6.31×10^9$/L，嗜中性粒细胞计数 $4.93×10^9$/L，淋巴细胞计数 $1.07×10^9$/L，C- 反应蛋白 57.32mg/L。经广州市 CDC 咽拭子新型冠状病毒核酸检测阳性。于发病第 7 天（图 9-6A1～E1）、第 14 天（图 9-6A2～E2）行胸部 CT 检查。

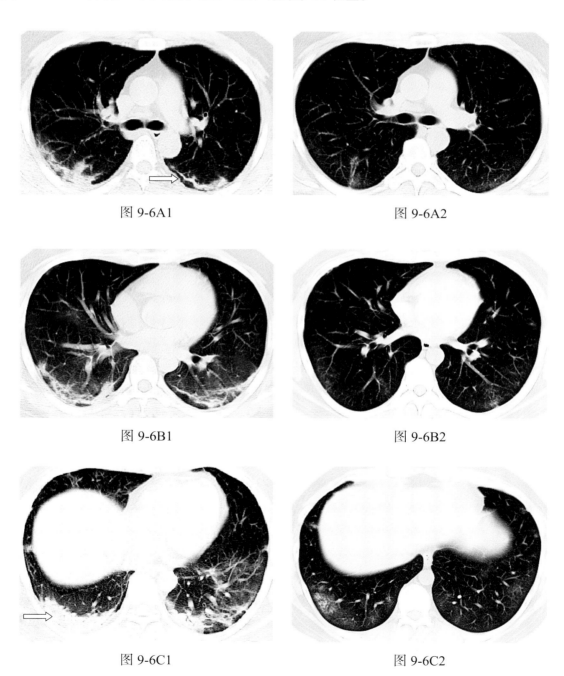

图 9-6A1　　　　　　　　　　　　　　　图 9-6A2

图 9-6B1　　　　　　　　　　　　　　　图 9-6B2

图 9-6C1　　　　　　　　　　　　　　　图 9-6C2

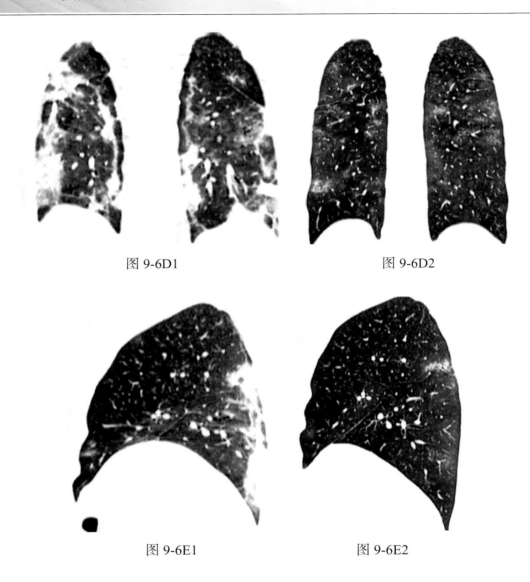

图 9-6D1   图 9-6D2

图 9-6E1   图 9-6E2

　　发病第 7 天胸部 CT 示：双肺多发斑片状磨玻璃样密度影及模糊影，主要分布于胸膜下（图 9-6A1～E1），部分伴有实变（图 9-6C1 空箭），可见胸膜下线（图 9-6A1 空箭）；给予"吸氧、莫西沙星抗感染、奥司他韦抗病毒等"治疗后，患者体温恢复正常 7 天，临床症状好转，核酸检测连续 2 次阴性；第 14 天胸部 CT 示：双肺病灶较前明显减少（图 9-6A2～E2）。

病例 9-7（图 9-7A1～E1、图 9-7A2～E2）

　　患者，男，30 岁，因"发热、咳嗽 4 天"入院，有疫区接触史。入院前最高体温 39.1℃，伴畏寒、肌肉酸痛、头晕、纳差。入院血常规：白细胞总数 4.13×10^9/L，嗜中性粒细胞计数 2.42×10^9/L，淋巴细胞计数 1.33×10^9/L，C- 反应蛋白 51.12mg/L。经广州市 CDC 咽拭子新型冠状病毒核酸检测阳性。发病第 4 天（图 9-7A1～E1）、第 15 天（图 9-7A2～E2）行胸部 CT 检查。

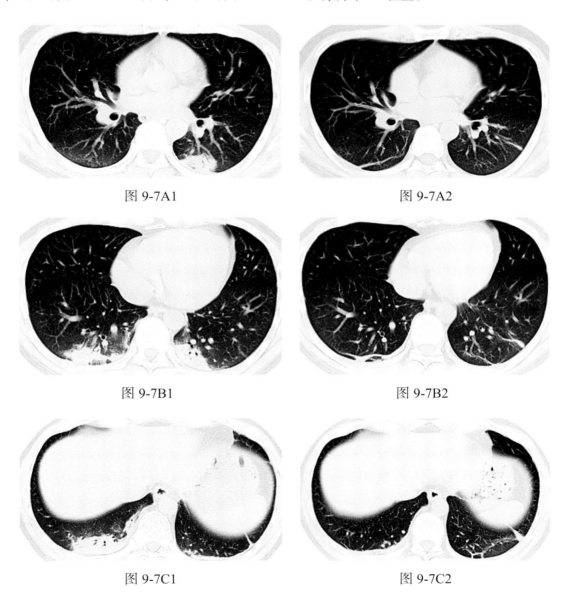

图 9-7A1　　　　　　　　　　　　　　　　图 9-7A2

图 9-7B1　　　　　　　　　　　　　　　　图 9-7B2

图 9-7C1　　　　　　　　　　　　　　　　图 9-7C2

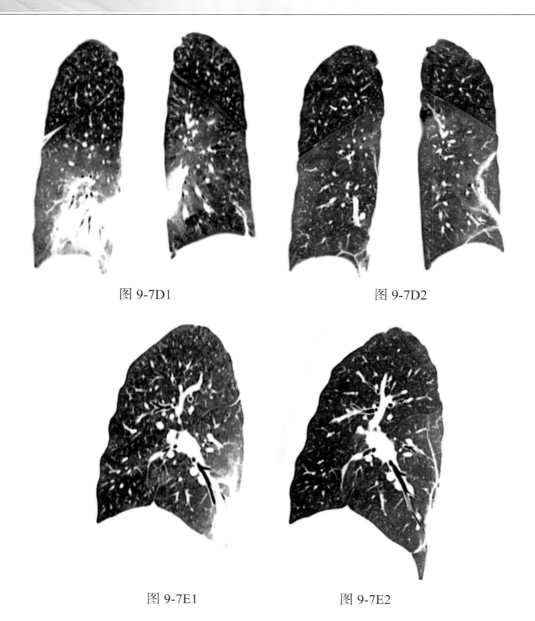

图 9-7D1   图 9-7D2

图 9-7E1   图 9-7E2

发病第 4 天 CT 示：双肺多发斑片状模糊影及实变影，部分实变影内可见"空气支气管征"（图 9-7A1～E1）；先后给予"洛匹那韦 / 利托那韦片抗病毒、莫西沙星抗感染、甲泼尼龙抗炎、胸腺法新调节免疫、制酸护胃等对症治疗"后，患者体温恢复正常 9 天，临床症状明显好转，核酸检测连续 2 次阴性；第 15 天胸部 CT 示：双肺病灶大部消失，尚有少许条索灶（图 9-7A2～E2）。

病例 9-8（图 9-8A1～E1、图 9-8A2～E2）

　　患者，男，33 岁，因"发热、咳嗽 5 天"入院，家人有疫区接触史。病程最高体温 37.9℃，伴咳嗽、肌肉酸痛。入院血常规：白细胞总数 $3.73×10^9$/L，嗜中性粒细胞计数 $2.60×10^9$/L，淋巴细胞计数 $0.8×10^9$/L，C- 反应蛋白＜10mg/L。经广州市 CDC 咽拭子新型冠状病毒核酸检测阳性。于发病第 7 天（图 9-8A1～E1）、第 20 天（图 9-8A2～E2）行胸部 CT 检查。

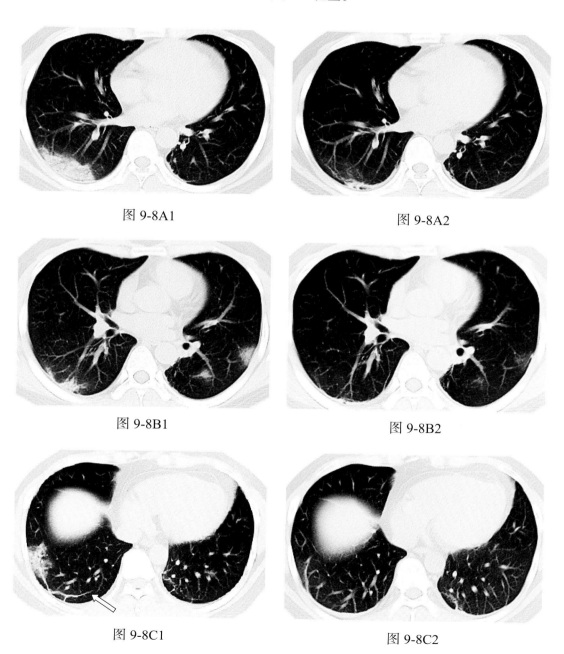

图 9-8A1　　　　　　　　　　　　　　　　图 9-8A2

图 9-8B1　　　　　　　　　　　　　　　　图 9-8B2

图 9-8C1　　　　　　　　　　　　　　　　图 9-8C2

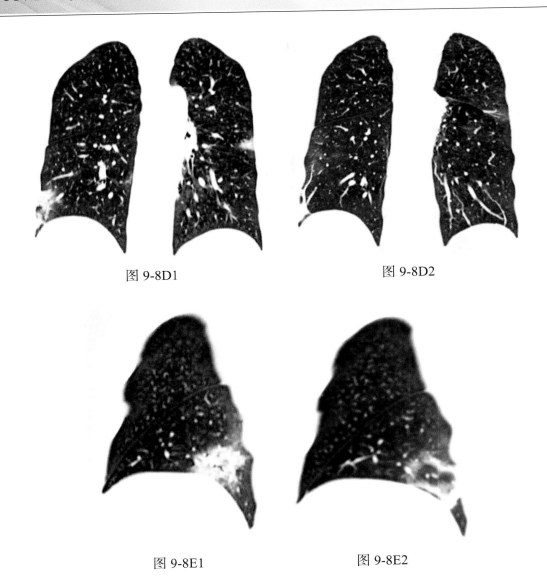

图 9-8D1　　　　　　　　　　　图 9-8D2

图 9-8E1　　　　　　　　　　图 9-8E2

发病第 7 天胸部 CT 示：双肺多发斑片状磨玻璃样密度影及模糊影，部分实变，小叶内间隔增厚（图 9-8A1～E1），可见胸膜下线（图 9-8C1 空箭）；给予"莫西沙星抗感染、奥司他韦、阿比多尔抗病毒等"治疗后，患者体温恢复正常 1 周，临床症状明显好转，核酸检测连续 2 次阴性；第 20 天胸部 CT 示：双肺病灶较前减少，仍有少许淡薄磨玻璃样密度影及条索灶（图 9-8A2～E2）。

病例 9-9（图 9-9A1～E1、图 9-9A2～E2）

患者，男，62 岁，因"发热 5 天"入院，有疫区接触史。病程最高体温 38.6℃，伴畏寒、肌肉酸痛。入院血常规：白细胞总数 3.05×10⁹/L，嗜中性粒细胞绝对值 2.16×10⁹/L，淋巴细胞绝对值 0.56×10⁹/L，C- 反应蛋白 <10mg/L。经广州市 CDC 咽拭子新型冠状病毒核酸检测阳性。于发病第 14 天（图 9-9A1～E1）、第 21 天（图 9-9A2～E2）行胸部 CT 检查。

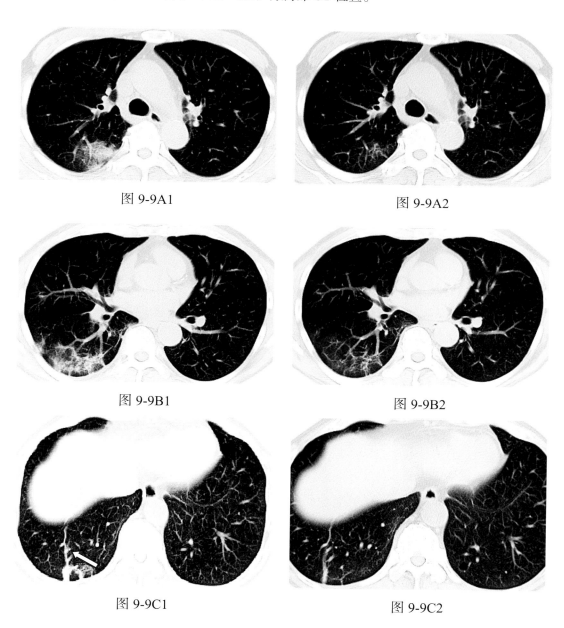

图 9-9A1

图 9-9A2

图 9-9B1

图 9-9B2

图 9-9C1

图 9-9C2

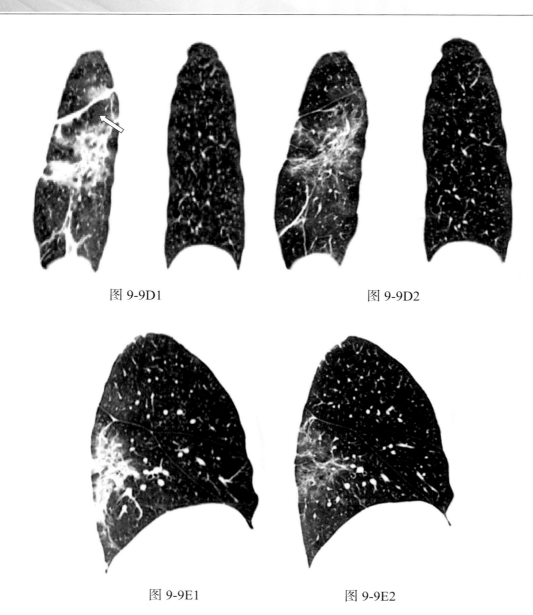

图 9-9D1　　　　　　　　　　　　图 9-9D2

图 9-9E1　　　　　　　　　　　　图 9-9E2

　　发病第 14 天胸部 CT 示：双肺多发斑片状磨玻璃样密度影及模糊影（图 9-9A1～E1），小叶间隔及小叶内间隔增厚，伴部分条索状影（图 9-9C1 空箭）及胸膜增厚（图 9-9D1 空箭）；给予"克力芝抗病毒、莫西沙星抗感染等"治疗后，患者体温恢复正常 6 天，临床症状明显好转，核酸检测连续 2 次阴性；第 21 天胸部 CT 示：双肺病灶较前减少、消失，局部见条索灶（图 9-9A2～E2）。

病例 9-10（图 9-10A1～E1、图 9-10A2～E2）

患者，女，81 岁，因"反复发热 10 天"入院，有疫区接触史。病程最高体温 39℃，伴畏寒、寒战、头痛、头晕、肌肉酸痛。入院血常规：白细胞总数 $6.28×10^9$/L，嗜中性粒细胞计数 $5.35×10^9$/L，淋巴细胞计数 $0.77×10^9$/L，C- 反应蛋白 60.5mg/L。经广州市 CDC 咽拭子新型冠状病毒核酸检测阳性。患者病情进展迅速，病变范围增大，入院 3 天后进展为重症肺炎。于发病第 10 天（图 9-10A1～E1）、第 21 天（图 9-10A2～E2）行胸部 CT 检查。

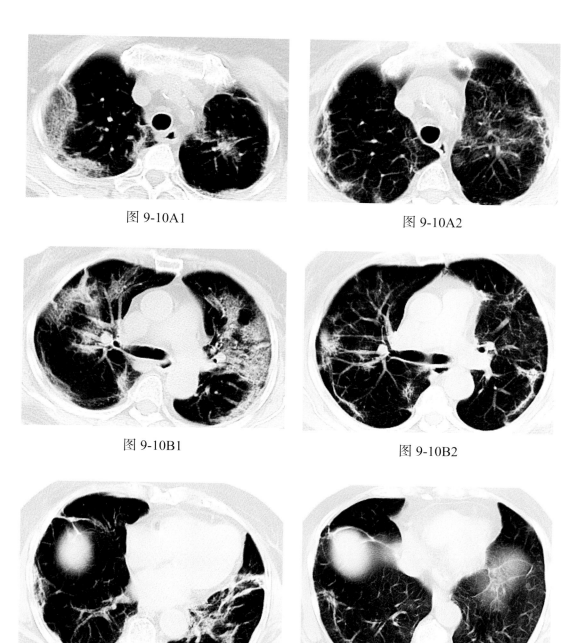

图 9-10A1

图 9-10A2

图 9-10B1

图 9-10B2

图 9-10C1

图 9-10C2

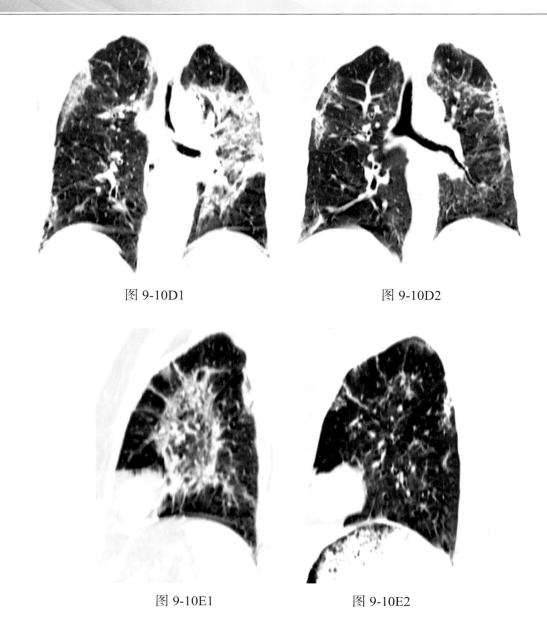

图 9-10D1   图 9-10D2

图 9-10E1   图 9-10E2

　　发病第 10 天胸部 CT 示：双肺多发大片状磨玻璃样密度影及条索状密度增高影，伴小叶间隔及小叶内间隔增厚，可见"铺路石征"（图 9-10A1～E1）；给予"氧疗、抗病毒、抗感染、化痰及对症治疗"后，患者体温恢复正常 2 周，临床症状明显好转，核酸检测连续 2 次阴性；21 天胸部 CT 示：双肺病灶较前减少、消失（图 9-10A2～E2）。

第10章 COVID-19死亡病例的影像表现及病理分析

病例 10-1（图 10-1A～L）

患者，男，82岁，因"发热5天"入院。入院时体温37.4℃。实验室检查：外周血白细胞总数4.57×10⁹/L、淋巴细胞计数0.45×10⁹/L、C-反应蛋白36.7mg/L、氧合指数245mmHg。经广州CDC咽拭子新型冠状病毒（SARA-CoV-2）核酸检测阳性确诊。分别于入院第1天（发病第6天）行胸部CT检查；第8天（发病第13天）、第13天（发病第18天）、第15天（发病第20天）、第19天（发病第24天）行床边胸部摄片及第33天（发病第38天）死亡后尸检病理，如图10-1 A～L所示。（感谢南方医科大学南方医院病理科丁彦青教授、梁莉教授提供此病例的病理图片）

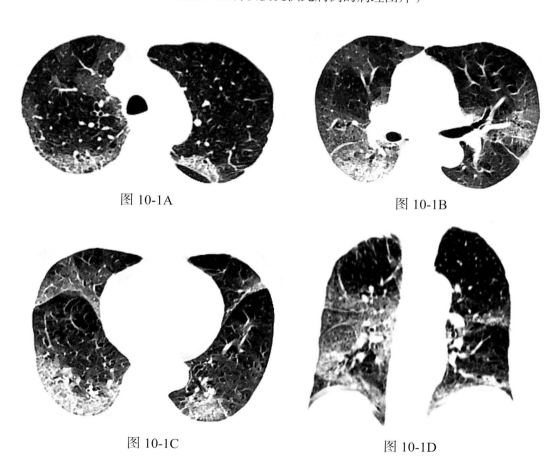

图 10-1A

图 10-1B

图 10-1C

图 10-1D

入院第 1 天（发病第 6 天），胸部 CT 示双肺多发磨玻璃样密度影，小叶内间隔增厚，可见"铺路石征"（空箭）（图 10-1A～D）。

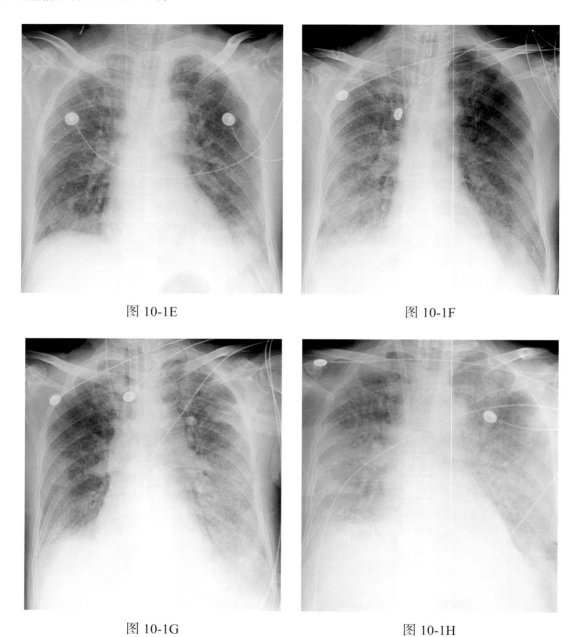

图 10-1E   图 10-1F

图 10-1G   图 10-1H

依次为入院第 8 天（发病第 13 天）、第 13 天（发病第 18 天）、第 15 天（发病第 20 天）、第 19 天（发病第 24 天）床边胸片，可见患者双肺病灶较前逐渐加重，于发病第 24 天呈"白肺"改变（图 10-1H）（图 10-1E～H）。

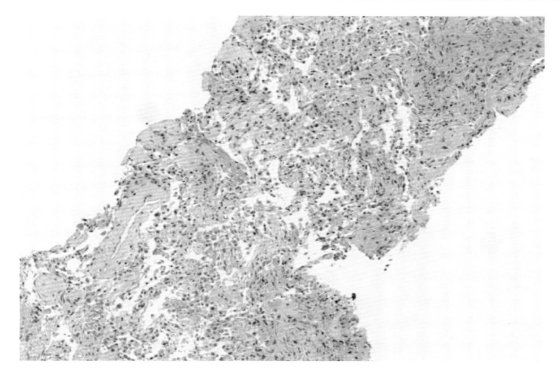

图 10-1I

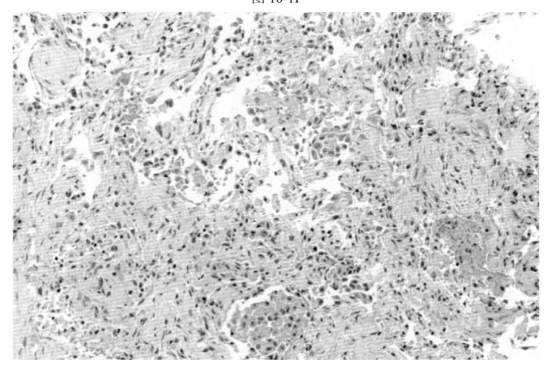

图 10-1J

　　患者于入院第 33 天（发病第 38 天）因"继发严重感染后多器官衰竭加重、并发严重弥散性血管内凝血"死亡。

　　低倍镜下（图 10-1I～J）肺实变、间质纤维化明显，肺泡间隔增宽、纤维组织增生，肺泡腔内间少量纤维蛋白样渗出物，肺泡腔内 II 型肺泡上皮增生并脱落，与增生的巨噬细胞混杂分布，部分肺泡机化。间质少量慢性炎细胞浸润，可见灶状出血，未见明确细菌、真菌感染性病变和病毒包涵体。

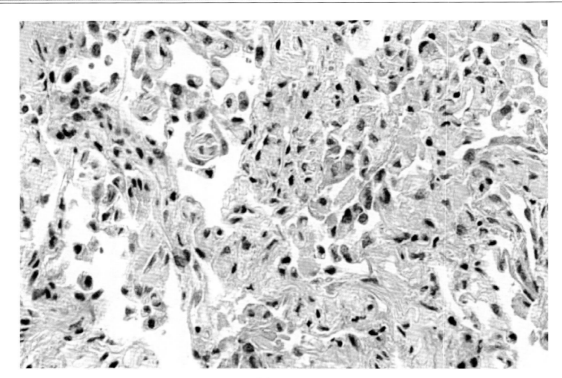

图 10-1K

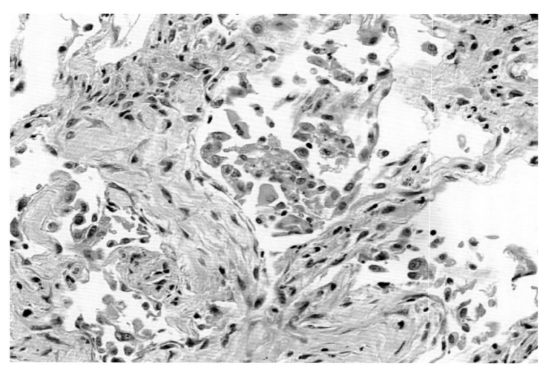

图 10-1L

高倍镜下（图 10-1K～L）肺泡间隔明显增宽，纤维组织增生，Ⅱ型肺泡上皮增生并脱落，肺泡腔内巨噬细胞增生，间质少量慢性炎细胞浸润。

病例 10-2（图 10-2A～H）

患者，男，74 岁，病程中最高体温：38.2℃，经武汉 CDC 咽拭子新型冠状病毒核酸检测阳性确诊，入院第 3 天诊断为重症，入院第 7 天死亡。（感谢武汉大学中南医院放射科廖美炎教授、病理科田素芳教授提供病例）

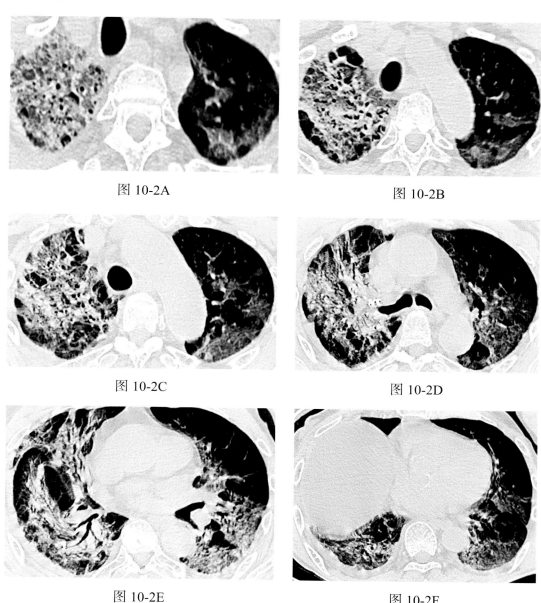

图 10-2A　　　　　　　　　　　　　　　图 10-2B

图 10-2C　　　　　　　　　　　　　　　图 10-2D

图 10-2E　　　　　　　　　　　　　　　图 10-2F

胸部 CT 示患者双肺多发磨玻璃样密度影，右肺为甚，局部合并实变影，小叶间隔及小叶内间隔增厚，形成"铺路石征"（图 10-2A 空箭）；双侧胸腔内少量积液（图 10-2A～F）。

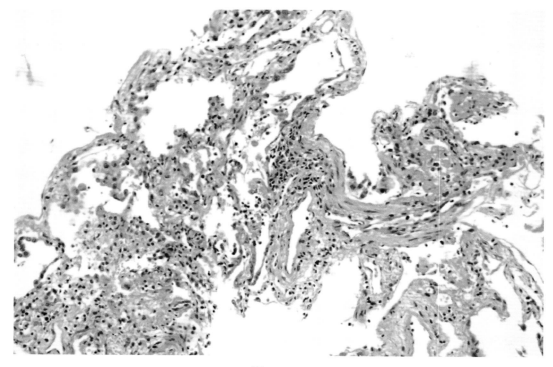

图 10-2G

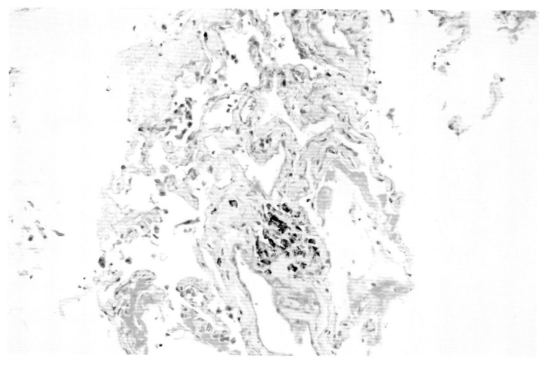

图 10-2H

图 10-2G 示粉红色的透明膜贴着肺泡壁。图 10-2H 示肺泡损伤：可见部分肺泡上皮脱落，部分区域 II 型肺泡上皮增生，右上角可见纤维素渗出；间质少量炎性细胞浸润。

参 考 文 献

［1］ Xu X, Chen P, Wang J, et al. Evolution of the novel coronavirus from the ongoing Wuhan outbreak and modeling of its spike protein for risk of human transmission［J］. Sci. China Life Sci. 63, 2020. 457–460 . https://doi.org/10.1007/s11427-020-1637-5

［2］ 国家卫生健康委办公厅、国家中医药管理局办公室. 新型冠状病毒肺炎诊疗方案（试行第七版）［S］. 国卫办医函〔2020〕184 号. 2020-03-04.

［3］ 蔡祖龙，高元桂. 胸部 CT 与 MRI 诊断学［M］. 北京：人民军医出版社，2005. 69-98.

［4］ 中华医学会放射学分会. 新型冠状病毒肺炎的放射学诊断：中华医学会放射学分会专家推荐意见（第一版）［J］. 中华放射学杂志，2020.54（00）：E001-E001.

［5］ Weijie Guan, Zhengyi Ni, Yu Hu, et al. Clinical characteristics of 2019 novel coronavirus infection in China［J］. New England Journal of Medicine, Feb 28, 2020.DOI: 10.1056/NEJMoa2002032.

［6］ Xu X, Yu C, Qu J, et al. Imaging and clinical features of patients with 2019 novel coronavirus SARS-CoV-2［J］. Eur J Nucl Med Mol Imaging，2020. https://doi.org/10.1007/s00259-020-04735-9.

［7］ Xu X, Yu C, Zhang L, et al. Imaging features of 2019 novel coronavirus neumonia［J］. Eur J Nucl Med Mol Imaging, 2020. https://doi.org/10.1007/s00259-020-04720-2.

［8］ 余成成，瞿静，张烈光，等. 广州地区新型冠状病毒肺炎的高分辨率 CT 表现与临床特点［J］. 中华放射学杂志，2020，54(00): E010-E010. DOI: 10.3760/cma.j.issn.1005-1201.2020.0010.

［9］ 国家卫生健康委员会. 新型冠状病毒肺炎实验室检测技术指南（第四版）［S］. 2020.

附录：新型冠状病毒肺炎诊疗方案（试行第七版）

2019 年 12 月以来，湖北省武汉市出现了新型冠状病毒肺炎疫情，随着疫情的蔓延，我国其他地区及境外多个国家也相继发现了此类病例。该病作为急性呼吸道传染病已纳入《中华人民共和国传染病防治法》规定的乙类传染病，按甲类传染病管理。通过采取一系列预防控制和医疗救治措施，我国境内疫情上升的势头得到一定程度的遏制，大多数省份疫情缓解，但境外的发病人数呈上升态势。随着对疾病临床表现、病理认识的深入和诊疗经验的积累，为进一步加强对该病的早诊早治，提高治愈率，降低病亡率，最大可能避免医院感染，同时提醒注意境外输入性病例导致的传播和扩散，我们对《新型冠状病毒肺炎诊疗方案（试行第六版）》进行修订，形成了《新型冠状病毒肺炎诊疗方案（试行第七版）》。

一、病原学特点

新型冠状病毒属于 β 属的冠状病毒，有包膜，颗粒呈圆形或椭圆形，常为多形性，直径 60～140nm。其基因特征与 SARS-CoV 和 MERS-CoV 有明显区别。目前研究显示与蝙蝠 SARS 样冠状病毒（bat-SL-CoVZC45）同源性达 85% 以上。体外分离培养时，新型冠状病毒 96 个小时左右即可在人呼吸道上皮细胞内发现，而在 Vero E6 和 Huh-7 细胞系中分离培养需约 6 天。

对冠状病毒理化特性的认识多来自对 SARS-CoV 和 MERS-CoV 的研究。病毒对紫外线和热敏感，56℃ 30 分钟、乙醚、75% 乙醇、含氯消毒剂、过氧乙酸和氯仿等脂溶剂均可有效灭活病毒，氯己定不能有效灭活病毒。

二、流行病学特点

（一）传染源

目前所见传染源主要是新型冠状病毒感染的患者。无症状感染者也可能成为传染源。

（二）传播途径

经呼吸道飞沫和密切接触传播是主要的传播途径。在相对封闭的环境中长时间暴露于高浓度气溶胶情况下存在经气溶胶传播的可能。由于在粪便及尿中可分离到新型冠状病毒，应注意粪便及尿对环境污染造成气溶胶或接触传播。

（三）易感人群

人群普遍易感。

三、病理改变

根据目前有限的尸检和穿刺组织病理观察结果总结如下。

（一）肺脏

肺脏呈不同程度的实变。

肺泡腔内见浆液、纤维蛋白性渗出物及透明膜形成；渗出细胞主要为单核和巨噬细胞，易见多核巨细胞。Ⅱ型肺泡上皮细胞显著增生，部分细胞脱落。Ⅱ型肺泡上皮细胞和巨噬细胞内可见包涵体。肺泡隔血管充血、水肿，可见单核和淋巴细胞浸润及血管内透明血栓形成。肺组织灶性出血、坏死，可出现出血性梗死。部分肺泡腔渗出物机化和肺间质纤维化。

肺内支气管黏膜部分上皮脱落，腔内可见黏液及黏液栓形成。少数肺泡过度充气、肺泡隔断裂或囊腔形成。

电镜下支气管黏膜上皮和Ⅱ型肺泡上皮细胞胞质内可见冠状病毒颗粒。免疫组化染色显示部分肺泡上皮和巨噬细胞呈新型冠状病毒抗原阳性，RT-PCR检测新型冠状病毒核酸阳性。

（二）脾脏、肺门淋巴结和骨髓

脾脏明显缩小。淋巴细胞数量明显减少，灶性出血和坏死，脾脏内巨噬细胞增生并可见吞噬现象；淋巴结淋巴细胞数量较少，可见坏死。免疫组化染色显示脾脏和淋巴结内CD4+T和CD8+T细胞均减少。骨髓三系细胞数量减少。

（三）心脏和血管

心肌细胞可见变性、坏死，间质内可见少数单核细胞、淋巴细胞和（或）中性粒细胞浸润。部分血管内皮脱落、内膜炎症及血栓形成。

（四）肝脏和胆囊

体积增大，暗红色。肝细胞变性、灶性坏死伴中性粒细胞浸润；肝血窦充血，汇管区见淋巴细胞和单核细胞细胞浸润，微血栓形成。胆囊高度充盈。

（五）肾脏

肾小球球囊腔内见蛋白性渗出物，肾小管上皮变性、脱落，可见透明管型。间质充血，可见微血栓和灶性纤维化。

（六）其他器官

脑组织充血、水肿，部分神经元变性。肾上腺见灶性坏死。食管、胃和肠管黏膜上皮不同程度变性、坏死、脱落。

四、临床特点

（一）临床表现

基于目前的流行病学调查，潜伏期1～4天，多为3～7天。

以发热、干咳、乏力为主要表现。少数患者伴有鼻塞、流涕、咽痛、肌痛和腹泻等症状。重症患者多在发病一周后出现呼吸困难和/或低氧血症，严重者可快速进展为急性呼吸窘迫综合征、脓毒症休克、难以纠正的代谢性酸中毒和出凝血功能障碍及多器官功能衰竭等。值得注意的是重型、危重型患者病程中可为中低热，甚至无明显发热。

部分儿童及新生儿病例症状可不典型，表现为呕吐、腹泻等消化道症状或仅表现为精神弱、呼吸急促。

轻型患者仅表现为低热、轻微乏力等，无肺炎表现。

从目前收治的病例情况看，多数患者预后良好，少数患者病情危重。老年人和有慢性基础疾病者预后较差。患有新型冠状病毒肺炎的孕产妇临床过程与同龄患者相近。儿童病例症状相对较轻。

（二）实验室检查

1. 一般检查

发病早期外周血白细胞总数正常或减少，可见淋巴细胞计数减少，部分患者可出现肝酶、乳酸脱氢酶（LDH）、肌酶和肌红蛋白增高；部分危重者可见肌钙蛋白增高。多数患者 C 反应蛋白（CRP）和血沉升高，降钙素原正常。严重者 D- 二聚体升高、外周血淋巴细胞进行性减少。重型、危重型患者常有炎症因子升高。

2. 病原学及血清学检查

（1）病原学检查：采用 RT-PCR 或 / 和 NGS 方法在鼻咽拭子、痰和其他下呼吸道分泌物、血液、粪便等标本中可检测出新型冠状病毒核酸。检测下呼吸道标本（痰或气道抽取物）更加准确。标本采集后尽快送检。

（2）血清学检查：新型冠状病毒特异性 IgM 抗体多在发病 3～5 天后开始出现阳性，IgG 抗体滴度恢复期较急性期有 4 倍及以上增高。

（三）胸部影像学

早期呈现多发小斑片影及间质改变，以肺外带明显。进而发展为双肺多发磨玻璃样影、浸润影，严重者可出现肺实变，胸腔积液少见。

五、诊断标准

（一）疑似病例

结合下述流行病学史和临床表现综合分析：

1. 流行病学史

（1）发病前 14 天内有武汉市及周边地区，或其他有病例报告社区的旅行史或居住史；

（2）发病前 14 天内与新型冠状病毒感染者（核酸检测阳性者）有接触史；

（3）发病前 14 天内曾接触过来自武汉市及周边地区，或来自有病例报告社区的发热或有呼吸道症状的患者；

（4）聚集性发病（2 周内在小范围如家庭、办公室、学校班级等场所，出现 2 例及以上发热和 / 或呼吸道症状的病例）。

2. 临床表现

（1）发热和 / 或呼吸道症状；

（2）具有上述新型冠状病毒肺炎影像学特征；

（3）发病早期白细胞总数正常或降低，淋巴细胞计数正常或减少。

有流行病学史中的任何一条，且符合临床表现中任意 2 条。无明确流行病学史的，符合临床表现中的 3 条。

（二）确诊病例

疑似病例同时具备以下病原学或血清学证据之一者：

1. 实时荧光 RT-PCR 检测新型冠状病毒核酸阳性；

2. 病毒基因测序，与已知的新型冠状病毒高度同源；

3. 血清新型冠状病毒特异性 IgM 抗体和 IgG 抗体阳性；血清新型冠状病毒特异性 IgG 抗体由阴性转为阳性或恢复期较急性期 4 倍及以上升高。

六、临床分型

（一）轻型

临床症状轻微，影像学未见肺炎表现。

（二）普通型

具有发热、呼吸道等症状，影像学可见肺炎表现。

（三）重型

成人符合下列任何一条：

1. 出现气促，RR≥30 次 / 分；

2. 静息状态下，指氧饱和度≤93%；

3. 动脉血氧分压（PaO_2）/ 吸氧浓度（FiO_2）≤300mmHg（1mmHg=0.133kPa）。

高海拔（海拔超过 1000 米）地区应根据以下公式对 PaO_2/FiO_2 进行校正：PaO_2/FiO_2×［大气压（mmHg）/760］。

肺部影像学显示 24～48 小时内病灶明显进展＞50% 者按重型管理。

儿童符合下列任何一条：

1. 出现气促（＜2 月龄，RR≥60 次 / 分；2～12 月龄，RR≥50 次 / 分；1～5 岁，RR≥40 次 / 分；＞5 岁，RR≥30 次 / 分），除外发热和哭闹的影响；

2. 静息状态下，指氧饱和度≤92%；

3. 辅助呼吸（呻吟、鼻翼扇动、三凹征），发绀，间歇性呼吸暂停；

4. 出现嗜睡、惊厥；

5. 拒食或喂养困难，有脱水征。

（四）危重型

符合以下情况之一者：

1. 出现呼吸衰竭，且需要机械通气；

2. 出现休克；

3. 合并其他器官功能衰竭需 ICU 监护治疗。

七、重型、危重型临床预警指标

（一）成人

1. 外周血淋巴细胞进行性下降；

2. 外周血炎症因子如 IL-6、C 反应蛋白进行性上升；

3. 乳酸进行性升高；

4. 肺内病变在短期内迅速进展。

（二）儿童

1. 呼吸频率增快；

2. 精神反应差、嗜睡；

3. 乳酸进行性升高；

4. 影像学显示双侧或多肺叶浸润、胸腔积液或短期内病变快速进展；

5. 3 月龄以下的婴儿或有基础疾病（先天性心脏病、支气管肺发育不良、呼吸道畸形、异常血红蛋白、重度营养不良等），有免疫缺陷或低下（长期使用免疫抑制剂）。

八、鉴别诊断

1. 新型冠状病毒感染轻型表现需与其他病毒引起的上呼吸道感染相鉴别。

2. 新型冠状病毒肺炎主要与流感病毒、腺病毒、呼吸道合胞病毒等其他已知病毒性肺炎及肺炎支原体感染鉴别，尤其是对疑似病例要尽可能采取包括快速抗原检测和多重 PCR 核酸检测等方法，对常见呼吸道病原体进行检测。

3. 还要与非感染性疾病，如血管炎、皮肌炎和机化性肺炎等鉴别。

九、病例的发现与报告

各级各类医疗机构的医务人员发现符合病例定义的疑似病例后，应当立即进行单人间隔离治疗，院内专家会诊或主诊医师会诊，仍考虑疑似病例，在 2 小时内进行网络直报，并采集标本进行新型冠状病毒核酸检测，同时在确保转运安全前提下立即将疑似病例转运至定点医院。与新型冠状病毒感染者有密切接触的患者，即便常见呼吸道病原检测阳性，也建议及时进行新型冠状病毒病原学检测。

疑似病例连续两次新型冠状病毒核酸检测阴性（采样时间至少间隔 24 小时）且发病 7 天后新型冠状病毒特异性抗体 IgM 和 IgG 仍为阴性可排除疑似病例诊断。

十、治疗

（一）根据病情确定治疗场所

1. 疑似及确诊病例应在具备有效隔离条件和防护条件的定点医院隔离治疗，疑似病例应单人单间隔离治疗，确诊病例可多人收治在同一病室。

2. 危重型病例应当尽早收入 ICU 治疗。

（二）一般治疗

1. 卧床休息，加强支持治疗，保证充分热量；注意水、电解质平衡，维持内环境稳定；密切监测生命体征、血指氧饱和度等。

2. 根据病情监测血常规、尿常规、CRP、生化指标（肝酶、心肌酶，肾功能等）、凝血功能、动脉血气分析、胸部影像学等。有条件者可行细胞因子检测。

3. 及时给予有效氧疗措施，包括鼻导管、面罩给氧和经鼻高流量氧疗。有条件可采用氢氧混合吸入气（H_2/O_2：66.6%/33.3%）治疗。

4. 抗病毒治疗：可试用 α- 干扰素（成人每次 500 万 U 或相当剂量，加入灭菌注射用水 2ml，每日 2 次雾化吸入）、洛匹那韦/利托那韦（成人 200mg/50mg/粒，每次 2 粒，每日 2 次，疗程不超过 10 天）、利巴韦林（建议与干扰素或洛匹那韦/利托那韦联合应用，成人 500mg/次，每日 2 至 3 次静脉输注，疗程不超过 10 天）、磷酸氯喹（18～65 岁成人。体重大于 50 公斤者，每次 500mg、每日 2 次，疗程 7 天；体重小于 50 公斤者，第一、二天每次 500mg、每日 2 次，第三至第七天每次 500mg、每日 1 次）、阿比多尔（成人 200mg，每日 3 次，疗程不超过 10 天）。要注意上述药物的不良反应、禁忌证（如患有心脏疾病者禁用氯喹）以及与其他药物的相互作用等问题。在临床应用中进一步评价目前所试用药物的疗效。不建议同时应用 3 种及以上抗病毒药物，出现不可耐受的毒副作用时应停止使用相关药物。对孕产妇患者的治疗应考虑妊娠周数，尽可能选择对胎儿影响较小的药物，以及是否终止妊娠后再进行治疗等问题，并知情告知。

5. 抗菌药物治疗：避免盲目或不恰当使用抗菌药物，尤其是联合使用广谱抗菌药物。

（三）重型、危重型病例的治疗

1. 治疗原则：在对症治疗的基础上，积极防治并发症，治疗基础疾病，预防继发感染，及时进行器官功能支持。

2. 呼吸支持

（1）氧疗：重型患者应当接受鼻导管或面罩吸氧，并及时评估呼吸窘迫和/或低氧血症是否缓解。

（2）高流量鼻导管氧疗或无创机械通气：当患者接受标准氧疗后呼吸窘迫和/或低氧血症无法缓解时，可考虑使用高流量鼻导管氧疗或无创通气。若短时间（1～2 小时）内病情无改善甚至恶化，应当及时进行气管插管和有创机械通气。

（3）有创机械通气：采用肺保护性通气策略，即小潮气量（6～8mL/kg 理想体重）和低水平气道平台压力（≤30cmH$_2$O）进行机械通气，以减少呼吸机相关肺损伤。在保证气道平台压≤35 cmH$_2$O 时，可适当采用高 PEEP，保持气道温化湿化，避免长时间镇静，早期唤醒患者并进行肺康复治疗。较多患者存在人机不同步，应当及时使用镇静以及肌松剂。根据气道分泌物情况，选择密闭式吸痰，必要时行支气管镜检查采取相应治疗。

（4）挽救治疗：对于严重 ARDS 患者，建议进行肺复张。在人力资源充足的情况下，每天应当进行 12 小时以上的俯卧位通气。俯卧位机械通气效果不佳者，如条件允许，应当尽快考虑体外膜肺氧合（ECMO）。其相关指征：①在 FiO$_2$>90% 时，氧合指数小于 80mmHg，持续 3～4 小时以上；②气道平台压≥35cmH$_2$O。单纯呼吸衰竭患者，首选 VV-ECMO 模式；若需要循环支持，则选用 VA-ECMO 模式。在基础疾病得以控制，心肺功能有恢复迹象时，可开始撤机试验。

3. 循环支持：在充分液体复苏的基础上，改善微循环，使用血管活性药物，密切监测患者血压、心率和尿量的变化，以及动脉血气分析中乳酸和碱剩余，必要时进行无创或有创血流动力学监测，如超声多普勒法、超声心动图、有创血压或持续心排血量（PiCCO）监测。在救治过程中，注意液体平衡策略，避免过量和不足。

如果发现患者心率突发增加大于基础值的 20% 或血压下降大约基础值 20% 以上时，若伴有皮肤灌注不良和尿量减少等表现时，应密切观察患者是否存在脓毒症休克、消化道出血或心功能衰竭等情况。

4. 肾功能衰竭和肾替代治疗：危重症患者的肾功能损伤应积极寻找导致肾功能损伤的原因，如低灌注和药物等因素。对于肾功能衰竭患者的治疗应注重体液平衡、酸碱平衡和电解质平衡，在营养支持治疗方面应注意氮平衡、热量和微量元素等补充。重症患者可选择连续性肾替代治疗（continuous renal replacement therapy，CRRT）。其指征包括：①高钾血症；②酸中毒；③肺水肿或水负荷过重；④多器官功能不全时的液体管理。

5. 康复者血浆治疗：适用于病情进展较快、重型和危重型患者。用法用量参考《新冠肺炎康复者恢复期血浆临床治疗方案（试行第二版）》。

6. 血液净化治疗：血液净化系统包括血浆置换、吸附、灌流、血液/血浆滤过等，能清除炎症因子，阻断"细胞因子风暴"，从而减轻炎症反应对机体的损伤，可用于重型、危重型患者细胞因子风暴早中期的救治。

7. 免疫治疗：对于双肺广泛病变者及重型患者，且实验室检测 IL-6 水平升高者，可试用托珠单抗治疗。首次剂量 4～8mg/kg，推荐剂量为 400mg、0.9% 生理盐水稀释至 100ml，输注时间大于 1 小时；首次用药疗效不佳者，可在 12 小时后追加应用一次（剂量同前），累计给药次数最多为 2 次，单次最大剂量不超过 800mg。注意过敏反应，有结核等活动性感染者禁用。

8. 其他治疗措施：对于氧合指标进行性恶化、影像学进展迅速、机体炎症反应过度激活状态的患者，酌情短期内（3～5 日）使用糖皮质激素，建议剂量不超过相当于甲泼尼龙 1～2mg/kg/ 日，应当注意较大剂量糖皮质激素由于免疫抑制作用，会延缓对冠状病毒的清除；可静脉给予血必净 100ml/次，每日 2 次治疗；可使用肠道微生态调节剂，维持肠道微生态平衡，预防继发细菌感染。

儿童重型、危重型病例可酌情考虑给予静脉滴注丙种球蛋白。

患有重型或危重型新型冠状病毒肺炎的孕妇应积极终止妊娠，剖腹产为首选。

患者常存在焦虑恐惧情绪，应当加强心理疏导。

（四）中医治疗

本病属于中医"疫"病范畴，病因为感受"疫戾"之气，各地可根据病情、当地气候特点以及不同体质等情况，参照下列方案进行辨证论治。涉及到超药典剂量，应当在医师指导下使用。

1. 医学观察期

临床表现 1：乏力伴胃肠不适

推荐中成药：藿香正气胶囊（丸、水、口服液）

临床表现 2：乏力伴发热

推荐中成药：金花清感颗粒、连花清瘟胶囊（颗粒）、疏风解毒胶囊（颗粒）

2. 临床治疗期（确诊病例）

2.1 清肺排毒汤

适用范围：结合多地医生临床观察，**适用于轻型、普通型、重型患者，在危重型患者救治中可结合患者实际情况合理使用。**

基础方剂：麻黄 9g、炙甘草 6g、杏仁 9g、生石膏 15～30g（先煎）、桂枝 9g、泽泻 9g、猪苓 9g、白术 9g、茯苓 15 g、柴胡 16g、黄芩 6g、姜半夏 9g、生姜 9g、紫菀 9g、冬花 9g、射干 9g、细辛 6g、山药 12g、枳实 6g、陈皮 6g、藿香 9g。

服法：传统中药饮片，水煎服。每天一付，早晚各一次（饭后四十分钟），温服，三付一个疗程。

如有条件，每次服完药可加服大米汤半碗，舌干津液亏虚者可多服至一碗。（注：如患者不发热则生石膏的用量要小，发热或壮热可加大生石膏用量）。若症状好转而未痊愈则服用第二个疗程，若患者有特殊情况或其他基础病，第二疗程可以根据实际情况修改处方，症状消失则停药。

处方来源：国家卫生健康委办公厅国家中医药管理局办公室《关于推荐在中西医结合救治新型冠状病毒感染的肺炎中使用"清肺排毒汤"的通知》（国中医药办医政函〔2020〕22 号）。

2.2 轻型

（1）寒湿郁肺证

临床表现：发热，乏力，周身酸痛，咳嗽，咯痰，胸紧憋气，纳呆，恶心，呕吐，大便黏腻不爽。舌质淡胖齿痕或淡红，苔白厚腐腻或白腻，脉濡或滑。

推荐处方：生麻黄 6g、生石膏 15g、杏仁 9g、羌活 15g、葶苈子 15g、贯众 9g、地龙 15g、徐长卿 15g、藿香 15g、佩兰 9g、苍术 15g、云苓 45g、生白术 30g、焦三仙各 9g、厚朴 15g、焦槟榔 9g、煨草果 9g、生姜 15g。

服法：每日 1 剂，水煎 600ml，分 3 次服用，早中晚各 1 次，饭前服用。

（2）湿热蕴肺证

临床表现：低热或不发热，微恶寒，乏力，头身困重，肌肉酸痛，干咳痰少，咽痛，口干不欲多饮，或伴有胸闷脘痞，无汗或汗出不畅，或见呕恶纳呆，便溏或大便黏滞不爽。舌淡红，苔白厚腻或薄黄，脉滑数或濡。

推荐处方：槟榔 10g、草果 10g、厚朴 10g、知母 10g、黄芩 10g、柴胡 10g、赤芍 10g、连翘 15g、青蒿 10g（后下）、苍术 10g、大青叶 10g、生甘草 5g。

服法：每日 1 剂，水煎 400ml，分 2 次服用，早晚各 1 次。

2.3 普通型

（1）湿毒郁肺证

临床表现：发热，咳嗽痰少，或有黄痰，憋闷气促，腹胀，便秘不畅。舌质暗红，舌体胖，苔黄腻或黄燥，脉滑数或弦滑。

推荐处方：生麻黄 6g、苦杏仁 15g、生石膏 30g、生薏苡仁 30g、茅苍术 10g、广藿香 15g、青蒿草 12g、虎杖 20g、马鞭草 30g、干芦根 30g、葶苈子 15g、化橘红 15g、生甘草 10g。

服法：每日 1 剂，水煎 400ml，分 2 次服用，早晚各 1 次。

（2）寒湿阻肺证

临床表现：低热，身热不扬，或未热，干咳，少痰，倦怠乏力，胸闷，脘痞，或呕恶，便溏。舌质淡或淡红，苔白或白腻，脉濡。

推荐处方：苍术 15g、陈皮 10g、厚朴 10g、藿香 10g、草果 6g、生麻黄 6g、羌活 10g、生姜 10g、槟榔 10g。

服法：每日 1 剂，水煎 400ml，分 2 次服用，早晚各 1 次。

2.4 重型

（1）疫毒闭肺证

临床表现：发热面红，咳嗽，痰黄黏少，或痰中带血，喘憋气促，疲乏倦怠，口干苦黏，恶心不食，大便不畅，小便短赤。舌红，苔黄腻，脉滑数。

推荐处方：化湿败毒方

基础方剂：生麻黄 6g、杏仁 9g、生石膏 15g、甘草 3g、藿香 10g（后下）、厚朴 10g、苍术 15g、草果 10g、法半夏 9g、茯苓 15g、生大黄 5g（后下）、生黄芪 10g、葶苈子 10g、赤芍 10g。

服法：每日 1～2 剂，水煎服，每次 100ml～200ml，一日 2～4 次，口服或鼻饲。

（2）气营两燔证

临床表现：大热烦渴，喘憋气促，谵语神昏，视物错瞀，或发斑疹，或吐血、衄血，或四肢抽搐。舌绛少苔或无苔，脉沉细数，或浮大而数。

推荐处方：生石膏 30～60g（先煎）、知母 30g、生地 30～60g、水牛角 30g（先煎）、赤芍 30g、玄参 30g、连翘 15g、丹皮 15g、黄连 6g、竹叶 12g、葶苈子 15g、生甘草 6g。

服法：每日 1 剂，水煎服，先煎石膏、水牛角后下诸药，每次 100ml～200ml，每日 2～4 次，口服或鼻饲。

推荐中成药：喜炎平注射液、血必净注射液、热毒宁注射液、痰热清注射液、醒脑静注射液。功效相近的药物根据个体情况可选择一种，也可根据临床症状联合使用两种。中药注射剂可与中药汤剂联合使用。

2.5 危重型

内闭外脱证

临床表现：呼吸困难、动辄气喘或需要机械通气，伴神昏，烦躁，汗出肢冷，舌质紫暗，苔厚腻或燥，脉浮大无根。

推荐处方：人参 1g、黑顺片 10g（先煎）、山茱萸 15g，送服苏合香丸或安宫牛黄丸。

出现机械通气伴腹胀便秘或大便不畅者，可用生大黄 5～10g。出现人机不同步情况，在镇静和肌松剂使用的情况下，可用生大黄 5～10g 和芒硝 5～10g。

推荐中成药：血必净注射液、热毒宁注射液、痰热清注射液、醒脑静注射液、参附注射液、生脉注射液、参麦注射液。功效相近的药物根据个体情况可选择一种，也可根据临床症状联合使用两种。中药注射剂可与中药汤剂联合使用。

注：重型和危重型中药注射剂推荐用法

中药注射剂的使用遵照药品说明书从小剂量开始、逐步辨证调整的原则，推荐用法如下：

病毒感染或合并轻度细菌感染：0.9% 氯化钠注射液 250ml 加喜炎平注射液 100mg bid，或 0.9% 氯化钠注射液 250ml 加热毒宁注射液 20ml，或 0.9% 氯化钠注射液 250ml 加痰热清注射液 40ml bid。

高热伴意识障碍：0.9% 氯化钠注射液 250ml 加醒脑静注射液 20ml bid。

全身炎症反应综合征或 / 和多脏器功能衰竭：0.9% 氯化钠注射液 250ml 加血必净注射液 100ml bid。

免疫抑制：葡萄糖注射液 250ml 加参麦注射液 100ml 或生脉注射液 20～60ml，一天二次。

2.6 恢复期

（1）肺脾气虚证

临床表现：气短，倦怠乏力，纳差呕恶，痞满，大便无力，便溏不爽。舌淡胖，苔白腻。

推荐处方：法半夏 9g、陈皮 10g、党参 15g、炙黄芪 30g、炒白术 10g、茯苓 15g、藿香 10g、砂仁 6g（后下）、甘草 6g。

服法：每日 1 剂，水煎 400ml，分 2 次服用，早晚各 1 次。

（2）气阴两虚证

临床表现：乏力，气短，口干，口渴，心悸，汗多，纳差，低热或不热，干咳少痰。舌干少津，脉细或虚无力。

推荐处方：南北沙参各 10g、麦冬 15g、西洋参 6g、五味子 6g、生石膏 15g、淡竹叶 10g、桑叶 10g、芦根 15g、丹参 15g、生甘草 6g。

服法：每日 1 剂，水煎 400ml，分 2 次服用，早晚各 1 次。

十一、出院标准和出院后注意事项

（一）出院标准

1. 体温恢复正常 3 天以上；

2. 呼吸道症状明显好转；

3. 肺部影像学显示急性渗出性病变明显改善；

4. 连续两次痰、鼻咽拭子等呼吸道标本核酸检测阴性（采样时间至少间隔 24 小时）。

满足以上条件者可出院。

（二）出院后注意事项

1. 定点医院要做好与患者居住地基层医疗机构间的联系，共享病历资料，及时将出院患者信息推送至患者辖区或居住地居委会和基层医疗卫生机构。

2. 患者出院后，建议应继续进行 14 天的隔离管理和健康状况监测，佩戴口罩，有条件的居住在通风良好的单人房间，减少与家人的近距离密切接触，分餐饮食，做好手卫生，避免外出活动。

3. 建议在出院后第 2 周和第 4 周到医院随访、复诊。

十二、转运原则

按照国家卫生健康委印发的《新型冠状病毒感染的肺炎病例转运工作方案（试行）》执行。

十三、医疗机构内感染预防与控制

严格按照国家卫生健康委《医疗机构内新型冠状病毒感染预防与控制技术指南（第一版）》、《新型冠状病毒感染的肺炎防护中常见医用防护用品使用范围指引（试行）》的要求执行。